우리 부모님의 이상한 행동들

치매의 이상행동증상 이야기

누구의 인생이든

시작할 때 잡아주는 손이 있었겠지요.

마찬가지로

마지막 석양 길을

따뜻하게 해줄 손도 필요합니다.

부디 그 손이 여러분이기를 바랍니다.

우리 부모님의 이상한 행동들
치매의 이상행동증상 이야기

곽용태

브레인와이즈

서 문

한 나라 혹은 한 문화권에 영향을 줄 수 있는 가장 중요한 것 중 하나가 인구 구조입니다. 영국의 역사학자 토인비는 극심한 어려움이라는 도전에 창의적인 응전이 이루어질 때 문명이 성장한다고 했습니다. 그런데 극심한 어려움은 대부분 수용 가능한 땅과 그 땅에 사는 사람을 지탱하는 경제 구조 사이의 불균형에 의해 생겨납니다. 그리스가 팽창할 때, 로마가 패권국으로 진입할 때, 주몽이나 온조가 그 땅을 떠날 때는 모두 인구 구조의 변화가 시발점이 되었습니다. 과거에는 인구 구조가 절대적인 수 혹은 경제권력의 문제였다면, 최근 전 세계가 직면한 것은 나이에 따른 인구 구성의 문제입니다 물론 여기에도 경제권력의 문제가 있습니다.

현재 한국은 급격한 고령화와 이로 인한 각 사회 방면의 변화를 마주하고 있습니다. 토인비의 이론에 의하면 이 문제를 해결하기 위해서는 창의적인 응전이 필요하겠지요. 저는 창의적인 응전을 위해서 현실을 직시하는 눈, 현실을 받아들이는 마음이 중요하다고 생각합니다.

이 책에서는 한국 사회가 직면한 인구 구조의 변화 중 노령화에 따른 치매, 그 중에서도 행동장애만 떼어서 이야기하려고 합니다.

치매는 기본적으로 인지기능이 문제가 되는 증상이지만, 치매를 가진 부모님을 모실 때는 인지기능보다 이 인지기능과 연관된, 혹은 독립적으로 존재하는 다양한 행동장애 때문에 슬퍼하고 화도 내고, 이별하기도 합니다. 문제는 환자와 보호자, 나아가 사회를 병들고 힘들게 하는 이 증상을 올바로 이해하기가 쉽지 않다는 것입니다.

정신증상, 행동장애만 있는 젊은 환자의 증상을 이해하는 데 아직 완전히 이해하지 못하지만 혹은 합의를 보는 데도 200-300년이 걸린 것을 생각해보면, 최근 30년 사이에 급격히 늘어나는 치매와 연관된 정신증상, 행동장애를 이해하기 쉽지 않을 것 입니다. 하지만 그대로 두자니 대가가 너무 큽니다. 지금도 여기저기에서 보호자들, 사회의 신음소리가 들리고 있습니다.

데카르트 René Descartes, 출생 1596년 3월31일 프랑스왕국 라이엔 투렌, 사망 1650년 2월11일 노르웨이 스톡홀름

갑자기 왜 데카르트냐구요? '데카르트' 하면 연상되는 것이 고등학교 때 배운 "나는 생각한다, 고로 존재한다"라는 방법론적 회의입니다. 하지만 데카르트가 결정적으로 서구세계, 과학, 그리고 의학에 영

향을 미친 것은 바로 이원론입니다. 그는 세계와 인간을 정신적인 실체와 물질적인 실체로 나누었습니다. 그리고 물질적인 실체를 기계론적으로 이해하려고 했습니다. 즉, 데카르트의 이원론에 의하면 인간의 몸도 영혼을 제외하면 자동차와 다를 바 없습니다. 당시 조선은 유교국가로 인간의 몸은 부모에게 물려받았다 하여 물질로서의 몸에 관심이 없던 시기입니다. 아니 관심을 가지면 처벌 받았지요. 하지만 동시대 유럽에서는 데카르트의 철학적 기반 하에 이미 인간의 몸에 대한 해부학적인 접근이 시작되었습니다. 수술실 operating theater 이라는 말은 시체를 해부하는 극장, 이후에는 수술하는 극장을 가리켰습니다. 해부나 수술을 극장에서 관람할 정도로 인간의 육체에 대한 관심, 호기심, 알고자 하는 욕망이 넘쳐 나는 데 철학적 기반을 제공한 것이지요. 데카르트의 기계적 철학을 기본으로 발전한 현대 의학에 있어서 사람의 병이란 고장 난 자동차와 같은 것입니다.

현대 의학은 질병을 때려잡아야 할 적이라고 생각하는 경향이 있습니다. 질병에는 원인이 있고, 그 원인을 제거하면 원래대로 돌아갈 것이라는 믿음이지요. 간단해 보이는 이런 원칙은 얼마나 타당할까요? 의사들이 원인을 정확히 아는 질환은 감염성 질환과 영양결핍, 그리고 뚜렷한 유전질환 이외에 어떤 것이 있을까요? 고혈압, 관절염, 두

통, 당뇨 등 뚜렷한 원인을 모르는 경우가 대부분이지요. 퇴행과 관련된 질환, 특히 치매는 더더욱 원인을 모르지요.

레지던트 때 은사께서 하신 말씀이 아직도 생각납니다. '대한민국에 알츠하이머병 치매는 존재하지 않는다.' 하지만 1998년 처음 노인 전문병원인 효자병원에 갔을 때 알츠하이머병이 즐비하다는 것을 알았고, 불치병이라고 생각되던 그 병이 타크린^{tacrine}이라는 신약을 사용하여 좋아지는 것을 보고 개인적으로 충격을 받았습니다. 이후 연달아 알츠하이머병 치매의 신약이 발표되었고, 곧 치매가 정복될 것 같던 시절도 있었습니다. 문제는 2000년대 중반부터 치매에 대한 신약이 더 이상 개발되지 않은 것입니다. 최근 20년 사이에 알츠하이머병의 병태생리에 대한 이해가 크게 향상되었지만 엄청난 연구비와 노력을 기울인 새로운 개념의 신약들이 임상시험에서 줄줄이 탈락했습니다. 우리가 아직도 치매의 원인이 아니라 원인에 부수된 현상만 보고 있기 때문입니다. 생각해 보면 뇌와 같이 재생이 어려운 조직의 퇴행성 질환인 치매를 완치할 수 있다면 인간에게 불사를 선물하는 것과 같을 것입니다. 치매에 대한 신약 개발 노력은 계속되어야 하지만 그 길은 멀고 험할 것입니다.

의사들은 환자를 치료할 때 여러 가지 문제를 나열하고, 각각의 원인을 찾아 각개격파하려고 합니다. 하지만 치매를 볼 때는 기본적으로 노인 환자를 볼 때와 같은 원칙을 가지고 접근해야 합니다. 첫째, 퇴행성 치매는 완치가 불가능한 병이다. 둘째, 보통 치매 환자는 다양한 다른 질환을 동반한다. 셋째, 치매는 평균적으로 살 수 있는 시간, 즉 여명 survival time의 관점으로 봐야 한다는 것입니다. 그러니 치매를 이해하기 전에 노인을 이해해야 합니다. 치매를 앓는 노인이라는 존재를 우리는 얼마나 알고 있을까요? 치매를 앓는 아버지, 어머니, 할아버지, 할머니가 "니들은 모른다, 늙어야 안다"라고 할 때 얼마나 진지하게 생각하는지요. 어린이가 기억이 떨어지고, 자기 앞가림을 못하고, 유치한 감정을 보인다고 이상하게 생각하는 사람은 없습니다. 인격은 있지만, 기능적으로는 미성숙하여 보호해야 할 존재로 생각합니다. 하지만 고령의 부모님, 조부모님에게는 그런 배려가 존재하지 않지요. 당사자가 원치 않는 경우도 많습니다. 재벌 그룹의 나이 든 회장님이 아들한테 노인으로서 어떤 배려나 특별한 대우를 원하지 않는 것처럼 말입니다. 하지만 많은 부모님들은 이 때문에 고통 받을 수 있습니다. 그래서 논의가 필요한 것입니다. 치매 자체는 인지기능 저하가 주증상이지만 거의 모든 환자에서 다양한 심리적, 정신적 행동장애가 나타납니다. 이 행동장애가 결국 치매 환자를 집이 아닌 요양시설이나 병원으로 가게 하는 이유가 됩니다. 따라서 행동장애를 이해하는 것이 치매 환자를 이해하는 데 무엇보다 중요합니다. 하지만 신경과 의사들은 정신질환에 대한 개념이 부족하고 정신과 의사들은 뇌질환에 대한 개념이 부족한 경우가 많습니다. 소위 회색지대지요. 하지만 회색은 백색도, 검은색도 볼 수 있습니다. 노인의 행동장애를 들여다봄으로써 정신질환의 병태생리를 뒤집어 볼 수도 있고, 반대로 이러한 이해를 기능적 정신병을 앓는 젊은 사람에게도 적용할 수 있습니다. 또한, 우리는 신체적 노화에 대해 어느 정도 알고 있지만 정신적, 정서적 노화는 외면하는 경향이 있습니다. 18세가 넘으면 그냥 성인이라고 생각합니다. 하지만 인지적, 정서적, 신경학적 노화가 무엇이고, 임상적으로 어떤 의미가 있는지는 생각하지 않습니다. 노인과 치매 환자를 이해할 때는 기질적인 요소와 더불어 본질적인 존재의 문제, 즉 실존의 문제를 생각해야 합니다. 계속 앞으로만 걸어가다 어느 순간 돌아보니 절벽 앞입니다. 뒤에서는 올라오면서 빨리 앞으로 나아가라고 하는데, 돌아서서 여기가 절벽 앞이라고 아무리 이야기해도 뒷사람은 알아듣지 못합니다. 해는 점점 떨어져 가고 절벽 아래 바다에는 큰 파도와 소용돌이가 몰아칩니다. 이 자리에 서 있는 사람의 상황을 전혀 모르는 뒷사람에게 양해를 바라는 것이 과연 무슨 의미가 있을까요?

> 나 하늘로 돌아가리라
> 아름다운 이 세상 소풍 끝나는 날
> 가서, 아름다웠더라고 말하리라……
> - 귀천歸天, 천상병

우리 부모님은 소풍을 끝내고 가시는 길입니다. 이제 그 차가운 손을 따뜻하게 잡아줄 차례입니다.

이 책이 나오기까지 물심양면으로 도와주신 출판사 브레인와이즈 양현덕 대표이사님, 치매 전문 매체 '디멘시아뉴스' 양인덕 사장님, 강남세브란스병원 김원주 교수님, 분당 서울대 신경과 김상윤 교수님, 카톨릭관동대학교 정신과 구민성 교수님, 보훈병원 신경과 양영순 선생님, 삼성병원 신경과 방오영 교수님, 저희 병원 이수용 대표이사님, 이충순 고문님, 정신과 민성길 원장님, 가정의학과 백기주 과장님, 내과 김수방 과장님께 감사드립니다. 그리고 어머니 민병숙 여사, 아내 김수정, 딸 곽민주, 큰 형님, 작은 형님, 형수님들 모두에게 감사드립니다.

목 차

서 문	7
제1장 들어가는 글	19
제2장 로제타스톤의 발견과 해독	27
제3장 때로는 길을 잃는다?	37
제4장 프로메테우스가 인도한 길은 어디일까?	47
제5장 정신병, 혹은 신경증(노이로제?)	57
제6장 불안의 시대 혹은 우울증의 시대?	63
쉬어가는 이야기 1	73
제7장 어느 날 벌어진 일들	79
제8장 어느 날 아내의 얼굴이 낯설게 느껴진다면	87

제9장 우리는 옳고 그름을 어떻게 결정할까요   95

제10장 세 자매 이야기   103

제11장   113

쉬어가는 이야기2. 백설공주 이야기   121

제12장 모하노   125

제13장 우울증과 무감동증   133

제14장 늙으면 죽어야지, 그런데 말입니다.   139

제15장 이혼합시다, 아니 해혼(?)합시다.   149

쉬어가는 이야기3. 해혼 후기   157

제16장 우울증이 오면 과외해야 하나요?　　　　　　163

제17장 사람에게는 얼마나 많은 땅이 필요할까?　　　　171

제18장 동막골 이야기　　　　　　　　　　　　　　　179

제19장 갑자기 할아버지가 눈을 떴다　　　　　　　　189

쉬어가는 이야기4. 백설공주 이야기2　　　　　　　　197

제20장 보호자 면담　　　　　　　　　　　　　　　205

제21장 이브, 오르페우스, 그리고 우리 동네 바바리맨　213

제22장 카인의 표적　　　　　　　　　　　　　　　223

제23장 도전과 응전(challenge and response)　　　　229

맺음말　　　　　　　　　　　　　　　　　　　　237

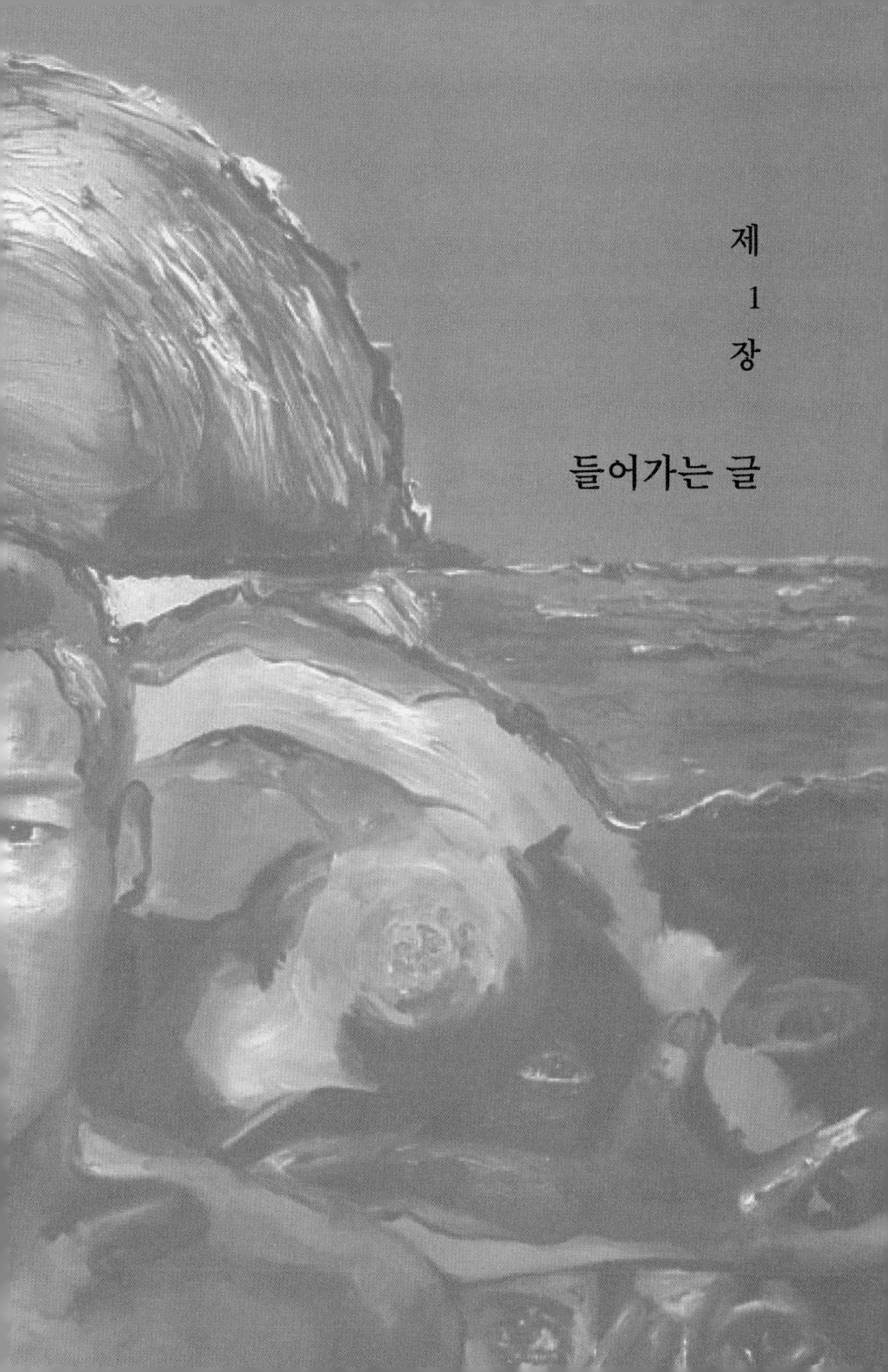

제 1 장

들어가는 글

제 1장 들어가는 글

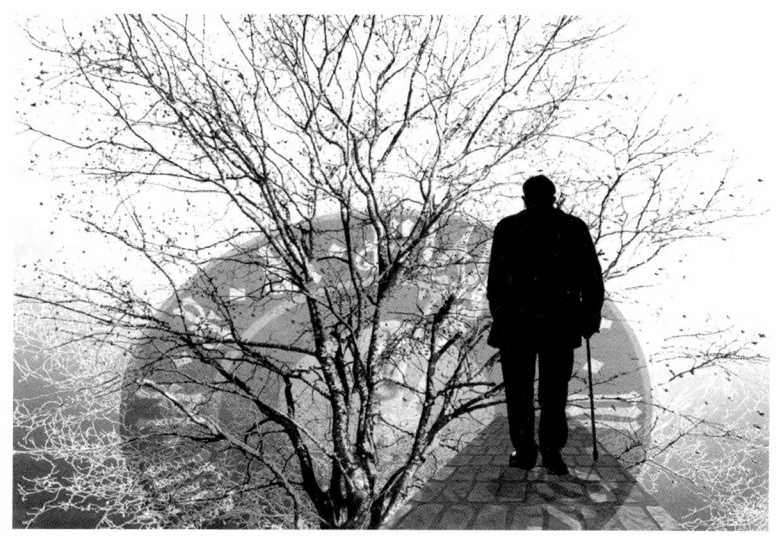

최근 대한민국 사회가 전례 없이 노령화됨에 따라 나이와 연관된 질환들이 빠른 속도로 증가하고 있습니다. 그중 가장 대표적이면서 큰 사회 문제가 되는 것이 치매입니다. 하지만 일반인들은 치매를 특정한 질병으로 생각할 정도로 치매에 대한 인식이 낮은 것도 사실입니다.

치매란 무엇일까요? 치매로 판별하려면 일단 뇌 발달이 끝난 후에 증상이 발생해야 합니다. 나이로 말하면 18-20세 이상이라야 합니다. 똑같은 인지기능 장애라도 발달기에 나타나는 증상은 치매라고 하지 않고 정신박약, 정신지체 등의 용어를 씁니다. 둘째, 치매라는 용어는 기억력장애를 포함한 인지기능장애가 복합적으로 나타날 때 사용합니다. 장년기를 넘어 가면 누구나 깜박거리는 증상이 생기며, 상당히 심한 사람도 있습니다. 이렇게 다른 인지기능 장애 없이 기억력만 나쁘면 치매라고 하지 않고, 건망증이라고 합니다. 셋째, 이러한 복합적 인지기능장애가 충분기간 적어도 3-6개월 지속되면서, 일상생활에 문제를 일으켜야 합니다. 마지막으로 증상이 약물이나 대사성 질환[1]과 무관할 때 치매라고 정의합니다.

결국 치매는 특정 병명이 아닙니다. 이런 특징을 만족시키는 증상을 말하는 것이지요. 간혹 환자나 보호자가 물어 봅니다. "선생님 치매를 조기 발견하면 완치가 되나요?" 저는 웃으면서 말합니다. "열나는 것을 일찍 발견하면 완치가 될까요? 열나는 원인에 따라 다르겠지요." 즉 치매라는 '증상'을 일으키는 특정 '질환'은 매우 다양하기

참고문헌
1) 대사성 질환: 비만이나 운동부족, 과잉영양 등 생활습관이 원인이 되는 병, 한경경제 용어사전 네이버 지식백과

때문에 원인 질환에 따라 예후[2]가 결정된다는 뜻입니다. 어떤 병은 아무리 조기 발견해도 치료가 안 되고 계속 진행되는 병도 있지요.

그리스 신화에 보면 테베의 왕 오이디푸스는 날 때부터 저주를 받았고 그 저주를 알았기 때문에 피하기 위해서 필사적으로 노력합니다. 하지만 끝내 저주를 풀 수 없었습니다.

헌팅톤씨 무도병[3]을 예로 들 수 있겠습니다. 진단은 100% 내릴 수 있지만 거의 아무것도 할 수 없는, 그래서 모르고 사는 것이 훨씬 행복한 병이지요.

이야기가 옆으로 샜습니다만 왜 우리는 그토록 치매를 무서워할까요? 이 부분이 제가 드리고 싶은 이야기입니다.

원인에 따라 조기발견하면 수술이나 약물에 의해 완치 가능한 치매도 있습니다. 뇌종양, 뇌수종, 특정 영양소 결핍 등에 의한 치매가 그렇습니다.

그러나 지금부터 말씀드리는 것은 서서히 혹은 급속하게 진행되며 완치가 불가능한 퇴행성 치매에 대한 이야기입니다.

---

[2] 예후: 병세의 진행 및 회복에 관한 예측, 사회복지학 사전 네이버 지식백과

[3] 헌팅톤씨 무도병: 유전병으로서 증상이 환각, 심각한 정서변화, 치매, 무도병 동작 경직되고 변덕스러우며 무의식적인 몸짓인 병을 말함, 사회복지학 사전 네이버 지식백과

이 퇴행성 치매 중 알츠하이머병 치매가 가장 흔하게 볼 수 있는 치매입니다. 치매에서 가장 중요한 인지기능 장애는 기억력 장애입니다. 알츠하이머병의 기본적 증상입니다. 어렸을 때 시골집에 가면 할머니, 할아버지가 계셨습니다. 손자들이 오면 가끔은 얼굴도 기억 못하시다가, 어쩌다 알아보시면 열심히 구석에 감추어 두었던 것을 하나씩 꺼내 주기도 하셨습니다. 아들을 손자와 혼동하는가 하면, 며느리에게는 항상 심술궂은 이야기를 하십니다. 밥을 안 준다는 거죠. 머리가 희끗희끗해지기 시작한 며느리는 방금 밥상을 물렸는데 돌아서면 밥 달라 하신다고 푸념을 합니다. 즉, 치매의 기본 증상인 기억력 장애는 모시는 데 큰 문제가 되지 않습니다. 위험한 곳에 가시지 못하게 하고, 때맞춰 식사드릴 때만 잠깐 실랑이하면 됩니다. 고승께서 동자승하고 밀당하는 것처럼 말입니다.

저는 노인병원에 근무합니다. 다양한 치매 증상을 봅니다. 하지만 이렇게 기억력 감퇴를 포함하여 인지기능 장애만 있는 환자는 거의 입원하지 않습니다. 가족들에게 큰 부담이 되지 않기 때문입니다. 그러면 무엇이 환자, 보호자, 사회에 부담이 될까요? 바로 치매와 함께, 심지어 인지기능 장애도 생기기 전에 나타나는 다양한 신경행동증상 neuropsychiatric symptom 입니다. 치매의 대표격인 알츠하이머병에서는 대부분 80-90% 이러한 신경행동 증상이 나타납니다.

어떤 증상들이 있는지 살펴볼까요? 망상, 환각, 공격성, 우울, 불안, 비정상적 행복감, 무감동, 충동조절장애, 화, 반복적인 행동, 수면장애, 식습관의 변화 등 정신과 환자에서 보이는 모든 증상이 나타납니다. 특정 증상만 나타나기도 하고, 여러 가지 증상이 동시에 나타나기도 합니다. 한 가지 증상만 나타나기도 하지만, 시간이 흐르면서 증상이 변화는 경우가 많습니다.

그냥 얌전하게 밥만 달라시던 아버님께서 갑자기 경찰에 전화를 하십니다. 도둑이 들어 통장을 훔쳐갔다, 사실 그 도둑은 아들이다, 심지어 아들이 진짜 아들이 아니고 아들 가면을 쓴 다른 사람이라고도 합니다. 흥분하면 폭력도 쓰십니다. 밤에는 잠을 안자고 돌아다니고, 때로는 귀신이 보인다고 하고, 오래 전에 돌아가신 어머니가 옆에 있다며 다정하게 대화도 합니다. 꼼짝도 않고 누워만 있거나, 죽고 싶다고도 합니다. 가족들은 필사적입니다. 통장은 아버님 책상에 잘 있다고, 돌아가신 할머니 사진 보여주면서 살아 계시지 않는다고, 밤에는 주무시라고 간곡하게 설득합니다. 그래도 안 되면 수면제도 처방 받아 드립니다. 그럴수록 아버지는 더 완강히 버티고, 없던 증상마저 나타납니다.

그러다 어느 날 부모 자식 간에 넘지 못할 선을 넘습니다. 자식이나 배우자는 더 이상 같이 못 살겠다고 생각합니다. 그제야 허둥지둥 지인들에게 물어보고, 인터넷 검색도 해보고, 의사도 찾아갑니다. 제가 만났던 대부분의 보호자는 전문지식이 없지만 힘든 간병 중에 '원래대로 돌아갈 수 없구나'라는 점을 어느 정도 느끼고 있었습니다. 그들이 원하는 것은 평화입니다. 평화는 이 병을, 이 증상을 이해하는 데서 출발합니다. 그러나 환자나 보호자들을 극단으로 몰고 가는 치매의 행동심리 증상은 매우 중요한데도 불구하고 연구가 부족한 분야입니다. 의사들마저 이러한 증상을 치매라는 특정 질병의 맥락 속에서 이해하지 않고, 정신병 증상의 연장선상에서 보기 때문에 환자나 보호자는 물론 의사 자신도 미궁에 빠질 때가 많습니다.

다음 장에는 이 증상에 대해서 본격적으로 이야기해보고자 합니다.

참고문헌
Aalten P, de Vugt ME, Lousberg R, Korten E, Jaspers N, Senden B, et al. Behavioral problems in dementia: a factor analysis of the neuropsychiatric inventory. Dement Geriatr Cogn Disord 2003; 15: 99-105.

제 2 장

로제타스톤의 발견과 해독

제 2장 로제타스톤의 발견과 해독

1799년 8월 이집트 북부 도시 로제타. 그날 아침에도 프랑스 포병 사관 부샤르는 툴툴거리며 참호를 파고 있었습니다. 아침부터 열기를 내뿜는 이집트의 태양 아래서 대포를 거치하는 것은 매우 어려운 작업입니다. 참을성 있게 땅을 파던 도중 뭔가 덜컥거리며 걸렸습니다. 부샤르는 아침부터 땀에 젖어 화가 나 있었습니다. "왠 돌덩어리까지 나를 괴롭히는지……" 별 생각 없이 돌덩어리를 빼내려고 살펴본 순간, 햇살을 받은 돌 표면에 알 수 없는 문자가 반짝였습니다. 인류 문자 역사상 최고의 발견이 이루어지는 순간이었습니다.

비석은 이집트 원정 중인 나폴레옹에게 보고되었고, 나폴레옹은 즉시 동행한 과학예술 위원들을 불러 모았습니다. 나폴레옹의 이집트 원정은 프랑스에게는 실속 없이 요란한 군사행동이었지만, 인류 문자 역사에서는 기념비적인 것이었습니다.

2년 뒤 알렉산드리아 전투에서 패한 나폴레옹은 비석을 고스란히 영국에 넘겨 주었지만, 마르크 오렐과 장 조셉 마르셀이 탁본을 뜨고 과학예술위원 하나가 조판하여 유럽에 소개했습니다. 당시 제국주의 팽창정책을 폈던 영국과 프랑스는 물론이고 모든 유럽사람들이 로마와 그리스 문명이 존재하기 수천 년 전에 고대 이집트 문명이 존재했다는 사실에 놀랐습니다.

유럽 전역에서 이집트 연구 붐이 일었습니다. 언어학자뿐 아니라 대중들까지 탁본에 비상한 관심을 쏟으며 로제타스톤의 해석에 열광하게 되었습니다.

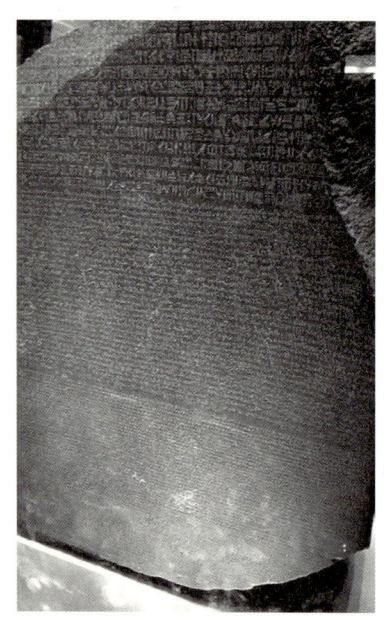
로제타스톤

로제타스톤은 125Cm x 72Cm x 28Cm의 현무암으로 첫 단은 이집트 상형문자, 둘째 단은 민중문자. 셋째 단은 고대 그리스 문자로 당시 파라오인 프롤레오마이오스의 즉위 9주년 법령을 적은 일종의 포고문입니다. 누가 보아도 세 가지 글은 같은 내용을 다른 글자로 적은 것이었습니다. 당시는 누구도 피라미드나 오벨리스크에 쓰여진 고대 글자를 해석하지 못했지만, 세 가지 언어 중 고대 그리스어는 이미 알고 있었기 때문에 고대 이집트 문자 해독은 시간 문제로 생각되었습니다. 외계인이 전혀 모르는 문자를 가져온다고 해도 같은 내용을 한국어로 보여 준다면 해석하거나 이해할 수 있겠지요.

하지만, 고대 이집트 문자의 해석은 간단한 문제가 아니었습니다. 수많은 학자가 경쟁적으로 연구에 뛰어들었지만 30년 동안 해석할 수 없었습니다. 그러다 장프랑수아 샹폴리옹이란 천재적인 언어학자가 등장합니다. 이집트 문자가 그토록 해석하기 어려웠던 것은 형상성 때문이었습니다. 즉 모든 학자가 그 형상적 특징에 사로잡혀 한자처럼 표의문자일 거라는 선입견을 가지고 있었기 때문에 눈앞에 해석이 있는 데도 접근하기 어려웠던 것입니다. 심지어 어떤 학자는 표의문자일 뿐더러 중국에서 전래되었다고 주장하는 웃지 못 할 일도 벌어집니다.

하지만 샹폴리옹은 이집트문자가 표의문자가 아니고 표음문자일 가능성이 있으며, 때로는 어떤 의미를 내포하기도 한다고 가정했습니다. 샹폴리옹의 천재성과 위대성은 모두가 당연히 그렇다고 생각하는 것을 의심하고 독창적인 가정을 세운 데 있습니다. 그러나 샹폴리옹의 위대함은 거기서 그치지 않습니다. 그는 고대 이집트 문자를 해석하기 위해 그리스어, 라틴어, 히랍어, 아랍어, 시리아어, 칼데아어, 콥트어,

페르시아어, 산크리스트어까지 완벽하게 익힌 후 연구를 시작했습니다. 샹폴리옹은 마침내 해독에 성공하여 인류 역사를 2000년 이상 위로 끌어 올리는 기념비적인 업적을 남겼으나, 나폴레옹의 패망과 혼란한 프랑스 정세 속에서 42세라는 나이에 요절하고 맙니다.

인간의 정신병은 주로 젊은 나이에 발병하고, 호전과 악화를 반복하며 평생 진행하는 경향이 있습니다. 하지만 환자들이 보이는 괴이한 증상들의 병태생리는 이해하기 어렵습니다. 고대에는 심장병이든, 정신병이든 하나님의 뜻이라거나 운명이라고 하면 그만이었지만, 데카르트적인 기계론에 입각하여 근대 의학이 발달함에 따라 모든 병의 원인을 기계적으로 밝히려는 노력을 통해 현대의학이 급성장합니다. 하나님의 뜻이나 운명이라는 생각을 버리고, 사후에 해부를 해서라도 이유를 이해하려는 수많은 노력이 이루어졌습니다. 많은 병에서 정확한 원인은 몰라도 해부학적 이상을 발견하고, 다시 이를 이용하여 원인을 찾아가는 현대의학의 패러다임이 정착된 것입니다.

1800년대 중반 독일의 정신의학자 그리징거 Griesinger 는 이러한 현대의학의 신사조를 적극적으로 수용하여, 정신병을 철학적인 병이 아니라 일반 자연과학의 법칙이 적용되는 의학적 질병으로 전환하려고 했습니다. 하지만 정신질환은 매독 같은 기질적 질환과 달리 대부분

사후 검시에서 아무런 해부학적 이상도 발견되지 않았습니다.

정신의학이 급속히 발달한 1800년대 말, 1900년대 초 에밀 크라펠린 Emil Krapelin 을 위시한 정신과 의사들은 정신질환의 해부학적이고 원인론적인 접근법이 당시 과학 환경에서 옳은 방법이 아니라고 생각하여 원인론적인 접근법을 철저히 배제하고 증상의 모임인 증후군으로서만 정의하고 분류했습니다.

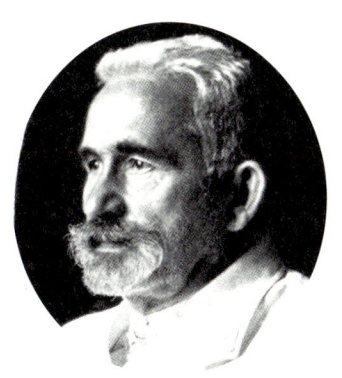

에밀 크레펠린
(Emil Kraepellin, 1856~1926)

정신의학의 주류를 이루는 이러한 사고방식은 100년이 지난 2015년, 미국의 대표적인 진단 기준인 DSM 5가 출판된 지금도 여전합니다. 이런 진단법은 다른 질병의 현대적 접근법과는 확연히 철학적인 차이를 보입니다. 정신과 영역만큼은 갈라파고스 섬과 같은 것이지요.

다른 의학적 질환과 달리 정신질환에서 이런 접근법이 아직 유효한 것은 증상의 해부학적 기원을 규정하기가 쉽지 않기 때문입니다. 정신병은 보통 젊은 나이에 발병하는데, 사실은 증상이 발현하기 아주 오래 전부터 서서히 드러나지 않게 진행되고, 증상을 보상하기 위한 다양한 과정이 함께 나타납니다. 증상이 나타나 병원에 올 때는 병변의 정확한 해부학적 위치를 찾기가 쉽지 않습니다. 반면 뇌졸중, 뇌종양, 치매 등이 원인이 되어 생기는 정신병 증상은 비교적 짧은 시간에 진행되기 때문에 아직 뇌의 보상과정이 이루어지지 않고, 해부학적인 위치를 명확히 알 수가 있는 경우가 많습니다.

알츠하이머병 치매 환자에서 전형적인 피해망상을 보이는 환자가 있다고 합시다. 뇌기능 영상 검사 등으로 뇌의 특정 부분이 손상된 것을 볼 수 있다면, 똑같은 피해망상 증상을 보이는 20대 조현병 환자에서 뇌영상 검사로 해부학적인 위치를 정확히 알 수가 없어도 같은 부위에 문제가 있을 것이라고 추론할 수 있지 않을까요? 똑같은 증상이 나타난다고 동일한 부위에 문제가 있다고 100% 장담할 수는 없지만, 병태해부학적으로 동일한 위치가 증상에 관여할 가능성은 있겠지요. 다시 말하자면, 같은 증상이 나타나도 어떤 질병에서는 쉽게 해부학적인 원인이 나타나지만, 다른 질병은 여러 가지 이유로 드러나지 않을 수 있습니다. 물론 같은 증상이 있다고 해서 반드시 같은 원인이라고 할 수는 없지만 이런 가설은 매력적입니다.

자, 우리는 아주 난해한 증상 문자을 보고 있습니다. 도저히 이해 해독하기 어렵습니다. 그런데 이 증상 고대 이집트어과 똑같은 증상 고대 히랍

어을 보이는 다른 병은 비교적 이해하기 쉽습니다. 이 난해한 증상을 그 자체로 이해할 수는 없지만, 좀 더 이해하기 쉽고 해부학적인 위치도 확인할 수 있는 증상이 있다면 무엇을 먼저 이해해야 할까요?

물론 눈앞에 해석집이 있다고 해석이 가능한 것은 아닙니다. 샹폴레옹이 그랬듯 이런 정신 증상을 해독하려면 연관된 증상, 즉 인지기능 등에 대한 광범위한 연구가 병행되어야 할 것입니다. 21세기 들어 이러한 접근법이 더욱 설득력을 얻는 이유는 노인인구가 기하급수적으로 늘면서 치매 역시 급격하게 늘어, 정신병 증상이 엄청나게 증가했다는 점입니다. 어려운 문자 해독에 참고할 수 있는 쉬운 텍스트가 풍부해진 것입니다. 그래서 치매 환자에서 행동장애를 포함한 고도 인지기능 연구가 중요합니다.

하지만 정신과 밖에서 치매를 보는 의학자들은 정신 증상을 정신과에 맡기는 경향이 있고, 정신과 의사들은 주로 고전적인 정신병에 더 매달립니다. 즉 이 분야는 과거 로마의 콜로세움과 같이 도심 속에 있지만 잊혀진 존재입니다. 너무 크게 드러나 있기 때문에 오히려 눈에 들어오지 않는 콜로세움 앞을 지나는 과거 로마시민, 로제타스톤을 눈앞에 두고도 보고 싶은 것만 보려고 하기 때문에 이해할 수 없는 19세기 유럽 언어학자들의 모습이 현재 우리 모습은 아닐까요?

제 3 장

때로는 길을 잃는다?

제 3장 때로는 길을 잃는다?

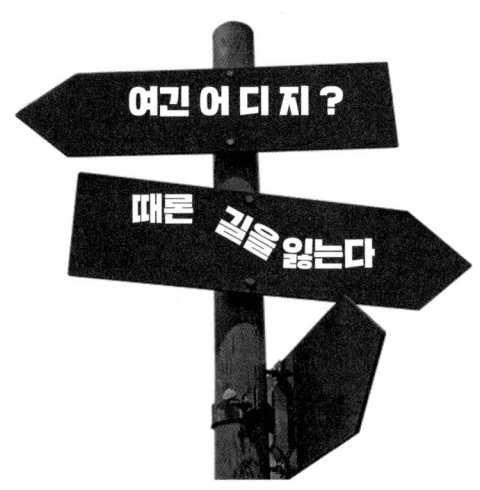

장면 1

2016년 11월 8일 아침, 드디어 미국의 대선 투표가 시작되었을 때 힐러리 클린턴은 참모들과 45대 미국 대통령직 수락 연설을 상의하고 있었습니다. 투표 결과는 지금 막 나오기 시작했지만 모든 주요 언론이 클린턴의 당선을 기정사실화했습니다. 정책의 실종, 극심한 흑색선전 등으로 힐러리의 몸과 마음은 지쳤지만, 투표 결과가 나오면 모든 일이 등 뒤로 사라지고 최초의 여성 대통령이 탄생할 것입니다. 힐러리에게는 투표 결과보다 새로운 미국에 어떤 비전을 어떻게 제시하느냐가 중요한 과제였습니다.

선거 하루 전만 해도 대다수 언론이 힐러리의 승리를 낙관했습니다. 미국 언론의 양대 산맥인 뉴욕타임스와 CNN은 투표 직전까지 힐러리의 당선 가능성을 각각 85%, 91%로 예측했습니다. 11개 여론조사 기관 중 트럼프의 당선을 예측한 곳은 2군데에 불과했습니다. 1948년 트루만 대통령 이후 68년 만이라고 합니다.

하지만 믿을 수 없는 일이 벌어지고 말았습니다. 졸지에 힐러리는 자신의 연극에서 자기 의사와 관계없이 막이 내려오며 퇴장을 종용당하는 신세가 되고 말았습니다.

장면 2

2012년 12월 9일 대한민국 대선 투표가 있었습니다. 오후 6시, 투표가 종료되자마자 언론은 앞 다투어 출구조사를 발표했습니다. 삼성연구소는 49.6% 대 50.8% 로 문재인 후보의 승리를 예측했습니다. 하지만 실제로는 51.6% 대 48.0 %라는 근소한 차로 박근혜 후보가 승리했습니다. 대한민국 최초의 여성 대통령이 탄생하는 순간이었습니다.

장면 3

구글의 CIO Chief Information Officer, 최고정보관리자 였던 더글러스 메릴은 어느 날 잘나가던 직장을 그만 두고 대출을 도와주는 신용회사를 설립했습니다. 제스트 파이낸스 Zest Finance 라는 이 회사는 신용도가 낮은 고객에게 돈을 빌려줘도 될지 결정해 주는 회사입니다. 기존의 거대 신용회사들이나 금융기관의 자체 신용평가 기관이 건재한 가운데 설립된 이 회사는 위태로워 보였지만, 우려에도 불구하고 치열한 신용평가 시장에서 선도 주자가 될 수 있었습니다.

정확하기로 이름 높은 미국 여론조사 기관이 왜 대통령 당선자를 예측하지 못했을까요? 일반적인 여론조사와 달리 거의 틀리지 않는다는 출구조사에서 왜 한국의 여론조사 기관들은 대선 결과를 맞추지 못했을까요? 까다롭고 치열한 신용대출시장에서 신생회사인 제스트 파이낸스가 허가한 대출자들은 왜 다른 신용기관의 대출자보다 연체율이 현저히 1/3 이하 낮을까요?

여러 가지 요인이 있겠지만 이들 사례는 모두 결측치 missing value 를 어떻게 해석하느냐와 관련이 있어 보입니다. 미국 대선의 경우, 트럼프 지지층이 두텁게 존재했지만 인종차별, 여성비하 등 막말을 쏟아

낸 트럼프를 내놓고 지지하지 못하고, 각종 여론조사에서도 의견을 내지 않는 무응답층 여론조사의 결측치으로 남은 것입니다. 대한민국 대선 출구조사에서도 무응답층이 12.2%였습니다. 50-60 대 이상에서는 15% 이상까지 올라갔습니다. 경기도의 무응답비율이 12.9%였습니다. 문재인 후보가 19만표 차이로 이길 것으로 예상되었지만, 결과는 박근혜 후보가 8만 6천표 앞섰습니다.

제스트 파이낸스의 더글러스 메릴이 주목한 것은 은행이나 신용회사에서 사용하는 한정적이고 전형적인 자료, 즉 상환연체기록이 아니라 고객들의 다양한 데이터였습니다. 놀라운 것은 각 개인의 데이터가 빠짐없이 기록된 경우가 거의 없다는 사실이었습니다. 사소하다고 생각되는 항목들은 그냥 무시된 것이지요. 결측치의 대표적인 경우가 본인 사망입니다. 놀랍지만 사망자도 대출상환에 문제가 없었습니다. 미국 사회는 죽어도 채무에서 벗어날 수 없으며[?], 대출기관은 내일 지구가 없어져도 할 일은 하는 것입니다. 제스트 파이낸스는 이런 결측치를 '재해석'함으로써 연체율을 현저히 낮은 수준으로 유지할 수 있는 것입니다.

결측치가 5% 미만이라면, 전체 데이터 구조에 큰 영향을 주지 않습니다. 하지만 10%, 20%로 높아지면 해석을 고민하게 됩니다. 트럼프를 지지하는 샤이 shy 트럼프, 박근혜를 지지하는 장년층이 결측치에 어떤 영향을 미치는지가 중요한 것이지요. 즉, 결측치는 수학적으로 무작위 missing completely at random 일 수도 있지만, 무작위가 아닐 수도 missing not at random 있습니다. 따라서 결측치가 어느 수준 이상 관찰된다면 그 특성을 예상할 수 있는 보정 방법이 매우 중요합니다. 전화 응답은 안 하더라도 간단한 정보를 주면 좋겠지만, 그런 일은 현실 속에서 일어나지 않습니다. 유일하게 남는 것은 아주 단순하고 개방된 데이터 파편뿐입니다. 하지만 이것도 매우 유용합니다.

어떤 신약을 연구한다고 칩시다. 치매 치료제처럼 노인과 관계된 약물은 임상연구 도중에 알 수 없는 이유로 탈락하는 사람들이 있습니다. 중간에 떨어져 나가는 사람들은 대개 어떤 부작용이 나타나거나, 약물에 기대했던 효과가 없었기 때문입니다.

그런 관점에서 보면 왜 제약회사가 실제로는 아주 고령의 노인에게 사용할 약물을 상대적으로 젊고 건강하며 협조적인 연령을 대상으로 연구하는지, 왜 임상결과가 실제 시판 후 결과와 차이가 나는지 이해가 될 것입니다.

치매 환자를 진료할 때는 반드시 인지기능검사를 시행합니다. MRI 같은 검사는 가만히 누워만 있으면 되지만, 인지기능검사는 환자가 집중하여 수행해야 합니다. 환자의 협조를 얻기 위해 검사자가 어르고 달래는 경우가 비일비재합니다. 특히 치매 환자는 대부분 기억력 등 인지기능뿐 아니라 망상, 환각, 공격성, 우울증, 무감동증, 불안, 이상행동장애, 수면장애 등 다양한 행동정신증상을 보입니다.

이러한 행동정신증상은 묻고 대답하면서 수행하는 인지기능검사에 영향을 미칠 수 있습니다. 예를 들어, 심한 우울증이 동반된 치매 환자는 어떤 질문에도 반응하지 않거나, 특정 항목 검사에 응하지 않을 수 있습니다.

인지기능검사는 여러 가지를 고려하여 전반적인 인지 수준을 알아냅니다. 인지 수준은 치매 환자의 인지단계로 제시임상치매평가척도[clinical dementia rating scale] 등하기도 하고, 간단한 점수로 제시간이 정신상태검사[Mini Mental State Examination] 등하기도 합니다. 그런데 전반적인 인지 수준CDR 이나 MMSE 점수이 좋아도 특정 검사 항목에 응하지 않는 경우결측치가 많습니다. 보통 이런 데이터는 빼고 나머지 항목을 활용해 연구를 진행합니다. 과연 이런 방식의 연구가 진실을 반영할까요?

인지기능을 비교한 결과, 행동심리적 증상을 보이는 알츠하이머병 환자가 증상을 보이지 않는 환자에 비해 훨씬 많은 결측치를 나타냈습니다.[1] 결측치를 보정하지 않았을 때는 행동심리증상을 보이는 환자와 보이지 않는 환자 사이에 인지기능의 차이가 적지만, 결측치를 보정하면 나타나지 않았던 차이가 나타나기 시작합니다. 특히 결측치를 보정하면 기억력 같은 뇌의 측두엽 기능보다 억제 inhibition, 감독체계 supervisory system, 오류 혹은 갈등의 감시 error or conflict monitoring, 계획 및 실행을 위한 정보유지 working memory 등 전두엽 기능 손상을 더 쉽게 발견할 수 있습니다.

이전에는 치매 환자의 행동심리증상이 특정 인지기능과 관련이 없다고 한 연구가 많았습니다. 이런 결과는 환자가 검사에 응하지 않아 생기는 결측치를 고려하지 않았기 때문에 생긴 오류일 가능성이 매우 높습니다. 특히 망상, 우울증, 무감동증, 이상행동장애 등을 동반한 치매 환자는 통계적으로 유의하게 인지기능검사 결측치가 많습니다.

보이는 것만 보아서는 진실을 다 볼 수 없습니다. 치매 환자는 장시간 원활한 협조가 필요한 인지기능검사를 제대로 수행할 수 없는 경우가 많기 때문입니다. 환자가 잘하든 못하든 포기하지 않고 끝까지 검

참고문헌

1) Kwak YT, Yang Y, Park SG. Missing data analysis in drug-naïve Alzheimer's disease with behavioral and psychological symptoms. Yonsei Med J 2013;54:825-31.

사해서 정확하게 기능을 평가하지 못하는 경우가 많다는 뜻입니다. 따라서 평가자는 끈기 있게 환자를 지켜보면서 사소하게 흘리는 것이 중요한 단서가 아닌지 집중해야 합니다.

환자가 검사 중에 길을 잃었다고 해서, 그 길이 사라진 것은 아닙니다. 환자가 잃어버린 그 길이 중요한 단서가 될 수도 있습니다. 젊은 날 잃어버리고 방황했던 길이 지금 당신을 이 자리에 있게 했듯이 말입니다.

제 4 장

프로메테우스가 인도한 길은 어디일까?

제 4장 프로메테우스가 인도한 길은 어디일까?

"여러분은 세계적인 대기업인 구글의 수익 기반은 몇 차 산업이라고 생각합니까?" 가끔 강의 중에 제가 던지는 질문입니다. 대부분 3차 산업이라고 대답하고, 좀 더 시사에 관심이 있는 분은 4차 산업이라고도 합니다. 그러면 농담반 진담반으로 "구글은 1차 산업으로 먹고 삽니다" 라고 이야기합니다. 사람들은 눈을 크게 뜨고 의심스러운 표정을 짓지요. 물론 제 말은 사실이 아닙니다. 구글 홈페이지에 접속하면 국내 포털과 달리 광고가 없습니다. 그리고 공짜로 주는 것이 무지무지 많습니다. 저도 처음에는 "과연 이 회사는 무엇으로 먹고 살까?"라는 의문을 가졌습니다. 과연 구글은 무얼 먹고 살까요?

구글은 수없이 많은 일을 하지만 기본적으로 '데이터 마이닝 data mining'으로 먹고 삽니다. 직역하면 데이터 채굴, 즉 광산업입니다. 그래서 우스갯소리로 1차 산업이라는 겁니다. 물론 땅속에서 자원을 캐는 광산업이 아니라 데이터를 파내는 일이지요. 데이터 마이닝은 아주 큰 데이터를 분석하여 뭔가를 찾아내는 것입니다. 별로 유용해 보이지 않는 어마어마한 데이터 흙에서 누군가에게 필요한 '정보' 유용한 광물을 추출하는 것이지요. 이것이 좀 더 진화하면 요즘 유행하는 인공지능이 됩니다. 구글은 어마어마한 혜택을 공짜로 제공하지만, 그 수십 배 이상을 몰래? 챙기고 있습니다. 구글의 수많은 혁신은 이런 과정을 통해 탄생한 것입니다.

2012년 리들리 스콧 감독의 프로메테우스라는 영화가 상영되었습니다. 히트작인 에이리언 Alien의 프리퀄 prequel: 전편보다 시간적으로 앞선 이야기 로 의미를 축소하는 사람도 있지만, 이 영화는 인간 존재의 본질, 창조주와 피조물의 관계 등에 대한 근본적이고 철학적인 내용을 담고 있습니다.

하지만 제가 이 영화에서 가장 관심을 갖고 본 것은 인간이 자신의 창조주를 찾아 외계행성으로 가서 착륙하는 과정이었습니다. 지구와 전혀 다른 행성, 거의 아무런 사전 정보도 없고, 기본적인 물리학적 법칙마저 적용될지 알 수 없는 행성의 대기권에 우주선이

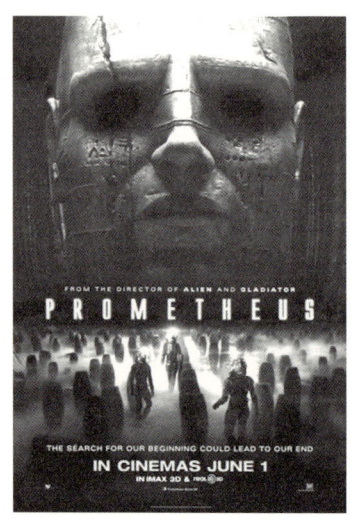

진입합니다. 동시에 컴퓨터가 작동하기 시작합니다. 컴퓨터는 필사적으로 짧은 시간에 가능한 많은 데이터를 모으고, 분석하고, 스스로 지식을 형성합니다. 사전지식이 없는 상태에서 기본적인 현상 데이터 을 모아 지식체계를 추론, 형성하는 과정이지요.

뇌의 복잡한 고도기능은 아직도 영화 프로메테우스에서 미지의 행성에 착륙한 우주인들이 맞닥뜨려진 낯선 환경 같은 것입니다. 갓 태어난 아이가 세상을 알아가는 과정과 비슷하다고 할 수도 있습니다. 아이가 사물을 인식하는 가장 기본적인 인지과정은 비슷한 것과 비슷하지 않은 것들을 분류하는 것입니다.

분류는 아주 단순하고 초보적이지만 사물을 이해하는 중요한 과정입니다. 이것을 통계적, 수학적으로 분석하는 기법 중 하나가 군집분석 cluster analysis 입니다. 여기서는 복잡한 알고리즘을 쓰지 않습니다. 어떤 것을 비슷하다고 정의할지에 대한 기본적인 알고리즘은 넣어줄 수 있지요. 이것을 통해 단순 반복 작업뿐 아니라 새로운 지식을 발견하거나 창출할 수 있습니다. 알파고 같은 인공지능은 좀 더 복잡하고 정교한 회로를 가지고 있겠지만, 기본적으로는 아주 단순한 군집 clustering 을 여러 방면으로 무한 반복하여 지식체계를 형성할 수 있습니다.

이렇게 스스로 지식을 찾아가는 과정은 단순하지만 굉장히 매력적이고 유용한 수학적 방법입니다. 군집분석 결과는 수치로 보여주는 것은 물론, 덴드로그램 dendrogram 라는 그림을 통해 형상화할 수도 있습니다. 라틴어로 dendro가 나무이고, gram은 그림이니 '나무모양그림'이 됩니다. 즉, 수학적으로 가까운 데이터 군을 아래쪽에 모으고 위로 올라가면서 좀 더 큰 대분류가 되는 것이지요. 생물학에서 쓰는 계통수와 유사합니다. 밑에 있을수록 동질적인 소분류, 위로 올라가면 더 큰 것을 포함하는 대분류가 됩니다.

인간의 이상 정신행동 증상이 뇌의 어느 부위와 관련이 있는지 알기 어렵다면, 이미 뇌병변과 관련성이 알려진 증상과 군집분석을 해보면 어떨까요? 가까운 증상끼리 연관시켜 생각하면 좀 더 이해하기 쉽지 않을까요?

알츠하이머병 환자에서 나타나는 모든 이상 정신행동 증상을 열거하고 군집분석이라는 통계적인 방법을 사용하여 어떤 증상들이 수학적으로 가까운지 비슷한지, 혹은 동질적인지 분석한 후, 비슷한 것들을 모으면 어떤 일이 벌어질까요? 군집분석에 의해 아주 이상한 환시 증상이 이해하기 쉬운 우측마비와 동질적이라는 결과가 나온다면 우측마비와 환시는 해부학적인 공통점이 있지 않을까요? 이때, 복잡하고 인위적인 요소를 되도록 배제해야 합니다. 대표적인 것이 처방약이지요.

그래서 우리는 약을 복용한 적이 없는 알츠하이머병 환자의 이상 정신행동증상을 군집분석해 보았습니다. 복잡한 수치는 누구나 싫어하니까 덴드로그램만 보겠습니다.[1)]

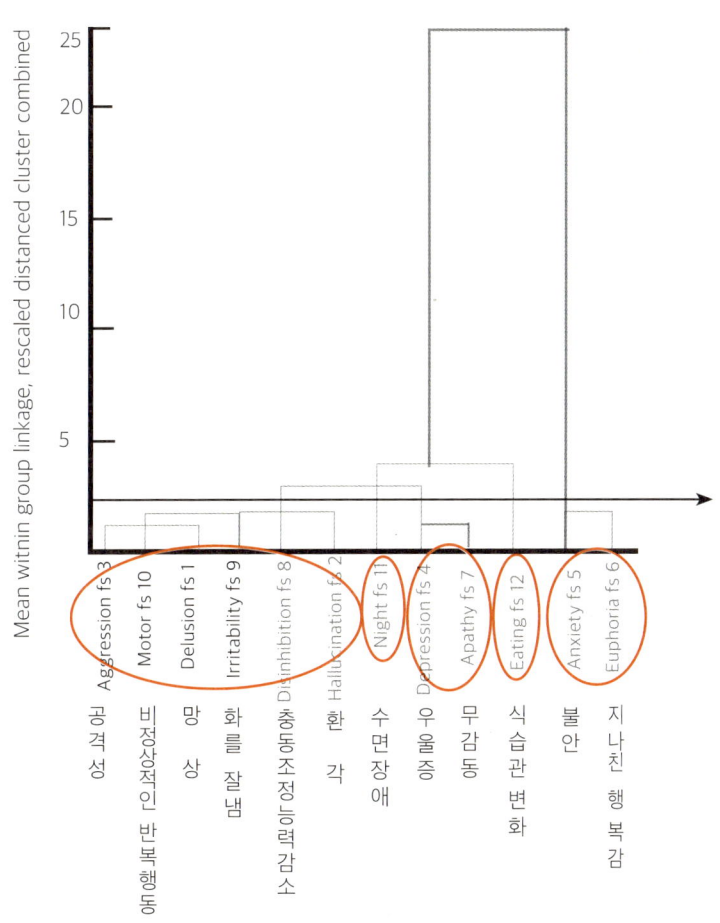

이 분석법은 답을 가르쳐 주지도 않고, 이유도 가르쳐 주지 않습니다. 즉, 유의하다, 이 정도면 의의가 있다, 아마도 원인은 무엇일 것이다 등의 기준을 제시하지 않습니다.

그저 이것을 참고로 우리가 어떤 조작적 규정을 하거나, 직관적으로 이해해야 합니다. 다시 말해서 보는 사람이 좀 더 창의적 사고^{혹은 주관적인 편견?}를 해야 합니다. 그림을 보면서 재미있는 것 몇 가지만 지적해보겠습니다.

우선 인위적으로 그림을 화살표 방향으로 잘라서 분석했습니다^{왜 이 위치냐 하는 것은 위에서 말했듯이 제 마음대로입니다}. 망상과 환각은 전통적인 정신과 개념에서 매우 동질적인 아주 흔히 함께 나타나는 증상입니다. 하지만 이 그림에서 화살표 방향의 하위에 있는 증상들을 보니 망상과 환각이 우울증보다는 더 동질적이지만, 망상이 환각보다는 공격성, 비정상적인 운동증상과 더 가깝다는 것을 알 수 있습니다. 즉, 적어도 알츠하이머병 환자에서 증상학적으로는^{아마도 생리해부학적으로는} 망상이 환각보다는 공격성, 이상운동 증상과 밀접하게 연관되어 있을 것이라고 생각됩니다.

또한 흥미롭게도 화살표 아래 그림을 보면 알츠하이머병에서는 우울증과 무감동이 밀접하게 연관되어 있고, 행복감과 불안도 매우 밀접

합니다. 이러한 패턴은 매우 특이적인 발견입니다.

이런 분석을 통해 이질적이라고 생각했던 증상들이 특이한 연관성을 가진 것을 알 수 있을 뿐 아니라, 치료적인 면에서도 새로운 이해가 가능합니다. 일상적으로 잘 지각되지 않는 새로운 개념을 형성할 수도 있지요. 예를 들어, 공격성을 보이거나 배회하는 환자에서 항정신병 약물이 유용할 가능성을 보여줍니다. 실제로도 많이 사용하고요. 다만 분석이 좀 더 정확하고 유용해지려면 증상 자체를 신뢰성 있게 정의하고, 엄청나게 많은 데이터 빅데이터를 모으고, 혼란변수를 철저히 배제해야 합니다.

저는 이 덴드로그램을 가끔 쳐다 봅니다. 특히 맨 우측을 보면 지나친 행복감과 불안이 매우 가깝게 위치하여, 두 가지 증상이 매우 동질적임을 시사 합니다. 거듭 말하지만 "왜?"는 가르쳐 주지 않습니다. 이것은 신이 인간에게 내려준 숙제일 수도 있습니다.

쉽게 말하면 행복하다는 것은 항상 불안을 등에 업고 있는 것, 항상 행복하거나 항상 불안할 수는 없는 것입니다.

우리는 우주선 프로메테우스 호를 타고 뇌라고 불리는 미지의 행성에 왔습니다. 이곳이 재미와 흥분이 가득한 곳인지, 묵시록에서 묘사한 세상인지는 모릅니다. 이 행성에 내리실 준비가 되어 있는지요?

참고문헌

Kwak YT, Yang Y, Kwak SG. Clinical characteristics of behavioral and psychological symptoms in patients with drug-naïve Alzheimer's disease. Dement Neurocogn Disord 2012;11:87-94.

Aggression 공격성, Motor 비정상적인 반복행동, Delusion 망상, Irritability 화를 잘 냄, Disinhibition 충동조정능력감소, Hallucination 환각, Night 수면장애, Depression 우울증, Apathy 무감동, Eating 식습관변화, Anxiety 불안, Euphoria 지나친 행복감.

제 5 장

정신병, 혹은 신경증 노이로제?

제 5장 정신병, 혹은 신경증 노이로제?

일상생활 중에도 가끔 "사이코" 라는 말을 듣습니다. 무심결에 "쟤는 사이코야!", "사이코 같은 행동하네"라고 말하기도 하지요. 사실 굉장히 무서운 말인데 사이코가 뭔지는 별로 생각하지 않습니다. 이 용어는 정신과 전문의도 정의하기가 쉽지 않습니다. 사이코란 '정신병'을 뜻하는 사이코시스 psychosis를 줄인 말로, 정신과 진단 기준에 정확하게 명시된 것이 아니므로, 진단적 의미보다 좀 더 광의적으로 해석할 수 있습니다. 정신병은 신경증 neurosis, 노이로제과 대비하여 생각하면 조금 이해하기 쉽습니다.

신경증이란 만성 스트레스에 의한 기능적 정신장애로 현실에서 동떨어지지 않은 데 반해, 정신병은 현실과 동떨어진 loss of contact reality 비정상적 정신 상태를 말합니다. 역사적으로 신경증은 현재 정신의학에서 배격?하는 정신분석학파에서 주로 다루었던 질환과 밀접하게 연관되므로, 지금 미국의 정신분류체계인 정신질환 진단 및 통계 편람 Diagnostic and Statistical Manual of Mental Disorders, DSM에서는 이 용어를 쓰지 않습니다 국제질병분류기준인 ICD 10에는 일부 흔적이 남아 있습니다. 정신병은 증상의 심한 정도를 기준으로 삼기도 하지만, 일반적으로 상당히 광범위한 증상과 중증도를 포함합니다. 중요한 것은 이것이 병명이 아니라 증상명이라는 점입니다. 따라서 다양한 정신질환에서 광범위한 증상을 볼 수 있습니다.

우리가 어떤 사람을 미쳤다거나 정신병이라고 한다면, 그냥 생각해도 두 가지 정도가 떠오릅니다. 첫 째는 귀신 헛것을 보고, 그곳에 없는 사람과 대화하고, 일어날 수 없는 일을 생각하고 고집하는 사람입니다. 두 번째는 본인이 대단한 인물이라고 생각하거나, 실제 그런 사람인 양 행동하는 것이지요. 신기하게도 이미 19세기 말 에밀 크라펠린 Emil Krapelin은 수많은 임상경험을 통해 모든 정신병은 조발성 치매증 dementia praecox과 조울정신병 manic-depressive psychosis, 두 가지밖에 없다고 못을 박았습니다. 조발성 치매증은 현재의 조현병 과거 정신분열병이며 조울정신병은 양극성 장애 조울증입니다. 전형적인 증상을 생각하면 일반인들의 생각이나 정신의학 대가의 생각에 큰 차이가 없는 것 같습니다.

정신병의 구체적인 증상은 어떤 것일까요? 대표적인 것이 환각, 망상, 특정한 유형의 폭력, 조증, 자기 병에 대한 인식 병식 결여 등입니다. 환각은 어떤 자극이 없이도 나타나는 지각 perceptions 이고, 망상은 문화적 배경에 반하며 이성적으로 설득되거나 고쳐지지 않는 잘못된 믿음을 말하며, 조증은 과도한 활력, 과대망상 등을 가리킵니다. 그러면 신경증은 구체적으로 어떤 증상일까요? 가장 대표적인 것이 불안입니다. 병적인 경우도 있지만, 대부분 현실 속에서 생기는 스트레스에 대한 이차적 반응입니다. 하늘에서 냉장고가 떨어질 까봐 무서워 헬멧을 쓰고 다니는 사람도 있지만, 대개 자신이나 가족의 질병, 해고 등을 걱정하거나, 연인에게 버림받을 까봐 전전긍긍하는 등 있을 법 한 일 그러나 거의 일어나지 않는 로 고민하지요. 극단적인 생각도 하지만 실제 행동으로 옮기는 사람은 매우 적습니다. 어느 정도 조절하여 현실에 적응하지요. 하지만 조절 능력이 상실되면 사회생활에 심각한 문제가 됩니다.

나이가 들어 치매가 생기면 다양한 행동심리증상 behavioral neuropsychological symptoms of dementia, BPSD 이 나타나는데, 정신병 증상도 있고 신경증 증상도 있습니다. 각각의 증상을 구체적으로 규정하는 것도 중요하지만, 두 가지 범주 중 어디에 속하는지 생각해 보는 것도 환자 치료에 도움이 될 수 있습니다. 약물이나 전기충격 등 화학적, 물리적 접근이 필요한지, 아니면 원인 환경을 이해하여 의학적인 처치

외에도 환자를 도와줄 수 있는 부분이 있는지 이해할 수 있기 때문입니다. 이런 말을 굳이 하는 이유는 의사들은 병이라고 진단하면 과도하게 기술적으로 접근하는 경향이 있기 때문입니다. 하지만 현대 정신의학에서는 신경증을 정식 DSM 진단체계에서 제외했습니다. 왜 그랬을까요? 다음 장에서는 여기에 대한 이야기를 해보겠습니다.

아주 장황하게 설명했지만, 한 줄로 요약하겠습니다.
목사님이 손잡아 주어서 병이 좋아지면 신경증,
목사님이 손잡아 주어도 병이 악화되면 정신증….
그러면 내가 손잡아 주어서 그녀가 좋아지면…
여러분의 상상에 맡기겠습니다.

제 6 장

불안의 시대 혹은 우울증의 시대?

제 6장 불안의 시대 혹은 우울증의 시대?

1977년 보스톤 컨벤션센터, 미국 정신과학회 마지막 날입니다. 정신과 레지던트인 탐은 부랴부랴 마지막 세션에 뛰어 들어갔습니다. 하지만 학회의 하이라이트이자, 탐이 관심을 가졌던 정신분열병 환자와 부모 사이에 벌어지는 정신분석 세션이 이미 끝나고 별 관심이 없던 마지막 발표만 남아 있었습니다. 새벽에 응급실을 방문한 노이로제 신경증 환자를 입원시키고 오느라 늦어져 원했던 세션을 들을 수 없는 것이 너무 아쉬웠습니다.

마지막 세션은 로버트 스피처 Robert Spitzer가 미국정신의학 분류체계인 DSM-II의 개선 방안과 DSM-III 초안을 발표하기로 되어 있었습니다. DSM II와 국제질병분류의 진단 기준과 용어가 일부 일치하지 않는 문제를 어떻게 수정 보완할까 하는 평범한 회의였습니다. 4일간의 마라톤 학회가 거의 끝나고, 많은 사람이 집으로 돌아가거나 보스톤 시내 관광으로 빠져나가 학회장은 썰렁할 정도였습니다. 새벽부터 응급실 환자에게 시달린 터라 자기도 모르게 졸음이 몰려 왔습니다.

그가 조는 중에도 스피처는 빠른 속도로 발표를 이어갔습니다.

"앞으로의 정신과 진단은 일체의 가상적인 원인을 배제하고, 객관적이고 검증 가능한 증상군을 모아 진단명을 재구성할 것이며…. "

이 부분에서 그는 정신이 번쩍 들었습니다. 이 언급이 뭔가 매우 중요한 변화를 가져올 것이라는 막연한 생각이 들었습니다. 하지만 일부 정신분석학자들에게서만 너무 앞서가는 것 아니냐는 볼멘소리가 나올 뿐, 다른 사람들은 거의 반응을 보이지 않았습니다. 자신들 앞에 몰려오는 쓰나미를 보지 못했던 것이지요.

1776년 7월 4일, 영국이라는 대제국과의 전쟁에서 기적적으로 승리한 미국의 13개 주는 대륙회의 Continental Congress를 구성하여 영국으로부터 독립을 선언합니다. 이후 미국은 남북전쟁이라는 내홍을 겪었지만 1900년대 들어 누구도 무시할 수 없는 강대국으로 성장했고, 두 차례의 세계대전을 거치면서 명실상부한 초강대국이 되었습니다. 하지만 경제력이나 군사력에 비해 학문적 위치, 특히 의학 분야는 매우 취약했습니다. 그러던 중 유럽 대륙에서 정신분석학이 태동했고, 정치적, 군사적 문제로 프로이드를 비롯한 많은 정신분석학자가 미국으로 건너옵니다. 그리고 전쟁, 공황 등 시대적 상황과 맞물려 정신의학계뿐 아니라 미국 사회를 급속히 장악합니다. 정신분석학자들에게 미국 사회는 끊임없는 갈등으로 인한 불안, 즉 노이로제가 지배하는 사회로 그들이 활동하기에 이상적인 공간이었습니다.

일부 환자와 단체는 환영했지만, 말만 늘어놓으며 talk, talk, 좋은 환자와 나쁜 환자 즉, 치료가 잘되는 환자 혹은 돈이 되는 환자를 나누었던 정신분석학자가 아닌 다른 정신의학자들은 정작 중요한 환자들을 해결하지 못했습니다. 환청이 들리고, 우울증으로 자살하고, 참혹한 전쟁 속에서 정신적으로 상처받은 군인 등 정신적 고통이 심한 사람들에게는 도움이 되지 않았습니다. 결국 이들은 다른 의학 분야와 달리 그 자체로서 완전성과 특수성을 주장하면서 실험적 검증을 회피합니다. 스스로의 탑 속에 갇혀 그 속에서만 환자를 보고, 환자는 좋아져도 탑 밖으로 나가면 다시 나빠지고, 기약 없이 돈만 지불해야 했습니다. 이 모습을 보며 정신의학자들은 정신의학 자체가 다른 의학 분야와 같이 검증 가능한 체계로 변해야 하며, 그러기 위해서는 진단체계를 바꾸어야 한다고 생각했습니다.

이런 생각의 대표주자가 로버트 스피처였습니다. 마침 미국정신과학회는 그를 DSM-II 명칭 수정 위원회의 의장으로 선정했습니다. 하지만 대부분의 의과대학을 장악한 정신분석학파에 대항하여 일을 진행하기는 쉽지 않았습니다. 당시 DSM이라는 진단체계는 일반의는 물론, 정신과 의사에게도 중요한 책이 아니었습니다. 사람마다 이론이 다르고 병명이 다른 정신분석의 경향에서 단지 참고용일 뿐이었습니다.

하지만 이들이 끝까지 스피처를 경계한 근본적인 이유는 그가 정신과 병명 체계에서 노이로제를 빼려고 했기 때문입니다. 정신분석 의사에게 노이로제는 병 자체가 중요하기도 했지만 주머니를 채워 주는 프로이드 박사의 선물이었습니다. 도저히 노이로제를 정신병으로 볼 수 없었던 스피처도 정신분석학자들의 완강한 저항에 부딪쳐 DSM-III에서 병명은 삭제했으나 기술은 남겨 두는 것으로 타협할 수밖에 없었습니다. 다음 개정판인 DSM III-R에서는 이들을 완전히 제압하고 노이로제라는 용어를 전부 삭제했습니다.

1980년, 이전과 완전히 달라진 DSM III 가 발표되어 전 세계 정신의학에 혁신을 가져왔습니다.

미국은 1776년 영국으로부터 독립을 쟁취했지만, 정신의학에서는 1980년에 이르러서야 반세기 이상을 지배하던 프로이드와 유럽 비엔나 학파의 지배로부터 독립을 선언할 수

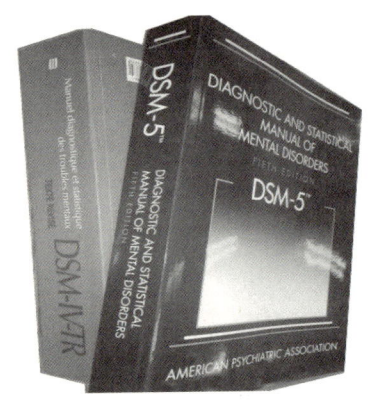

있었습니다. DSM III가 발표된 지 37년이 지났습니다. DSM 진단체계는 DSM V까지 진화하면서 많은 변화를 일으켰습니다. 우선 정신과가 의학의 한 분야로 확고히 자리를 잡았습니다. 하지만 많은 문제 역시 남아 있습니다. 모든 의학이 병인 중심으로 진행되어 가는 데도 정신의학만 1980년대 체제를 고수하며, 병인을 진단명에 편입하려는 시도에 극도로 민감한 반응을 보입니다. 인간이 완전히 파충류를 제압했지만 조그만 뱀만 봐도 기겁하는 원초적인 공포가 떠오를 정도입니다. 작년에 DSM V를 개정할 때도 많은 논의가 있었으나 결국 1980년 체제를 수정 보완하는 데 그쳤습니다. 또한 정신의학이 정신분석학파와 결별하면서 버렸던 신경증 neurosis 은 의사가 아니라 심리사, 상담사 등 다양한 직종에게 넘어갔습니다. 그 결과 현대 정신의학의 축은 '신경증의 사회 불안의 사회'에서 '정신증의 사회 우울증의 사회'로 변모했습니다. 물론 1900년대 초와 1980년대, 그리고 2017년의 사회는 다른 문제를 안고 있습니다. 하지만 기본적으로 어떤 안경, 즉 어떤 진단체계를 썼느냐에 따라 세상은 다르게 보입니다.

치매 환자에게는 인지기능 장애 뿐 아니라 다양한 신경행동증상 Neuropsychiatric symptoms 이 나타납니다. 대표적인 것이 불안인데 이것은 뇌에 존재하는 변연계라는 구조와 밀접한 관련이 있습니다. 치매 환자는 초기부터 변연계 손상이 나타나는 경우가 흔합니다. 따라서 치매 환자가 불안 증상을 보이면 의사들은 변연계를 강화하는 치료를 고민합니다.

18세기 말 철학자이자 신학자인 Kierkegaard는 불안이란 인간이 존재하기 때문에 생길 수밖에 없는, 존재의 기본적 속성이며 신을 향한 외침이라고 했습니다. 집에서는 존경받는 아버지이고, 사회적으로도 성공한 사람이 점차 남의 도움에 의존하다가 대소변조차 못 가리게 되어 자식의 눈치를 보고, 배우자의 한숨 소리를 들으면 존재에 대한 불안이 파도처럼 밀려옵니다. 파도를 피하려고 여기저기 뛰어보지만 더 큰 파도가 밀려옵니다. 안전지대는 없습니다. 파도와 파도 사이 좁은 공간에서 숨어 공포스럽게 그 순간이 지나기를 바라지만 자신을 보는 가족들의 시선 속에서 걱정, 불안, 심지어 짜증을 느낍니다. 예전 같으면 손을 잡아주실 부모님은 이미 세상에 없고, 혼자 버려진 기분이 듭니다. 환자가 원하는 것은 물 컵 옆에 있는 약이 아니라, 파도가 올 때 손잡아 줄 가족입니다. 어느덧 불안이 점차 사라지면 세상은 더욱 이해하기 어려워집니다. 치매가 계속 진행되면 불안은 사라지고 마지막 길로 접어들겠지요.

정신의학은 신경증이라는 증상을 너무 쉽게 버린 탓에 수많은 병

속에 숨어 있는 이 증상을 무시하거나 놓치는 경향이 있습니다. 환자의 뇌 MRI 사진만 보려 하고 필사적으로 내미는 손을 보지 못하는 것이지요.

누구의 인생이든 시작할 때 잡아주는 손이 있었겠지요. 마찬가지로 마지막 석양 길을 따뜻하게 해줄 손도 필요합니다. 부디 그 손이 여러분이기를 바랍니다.

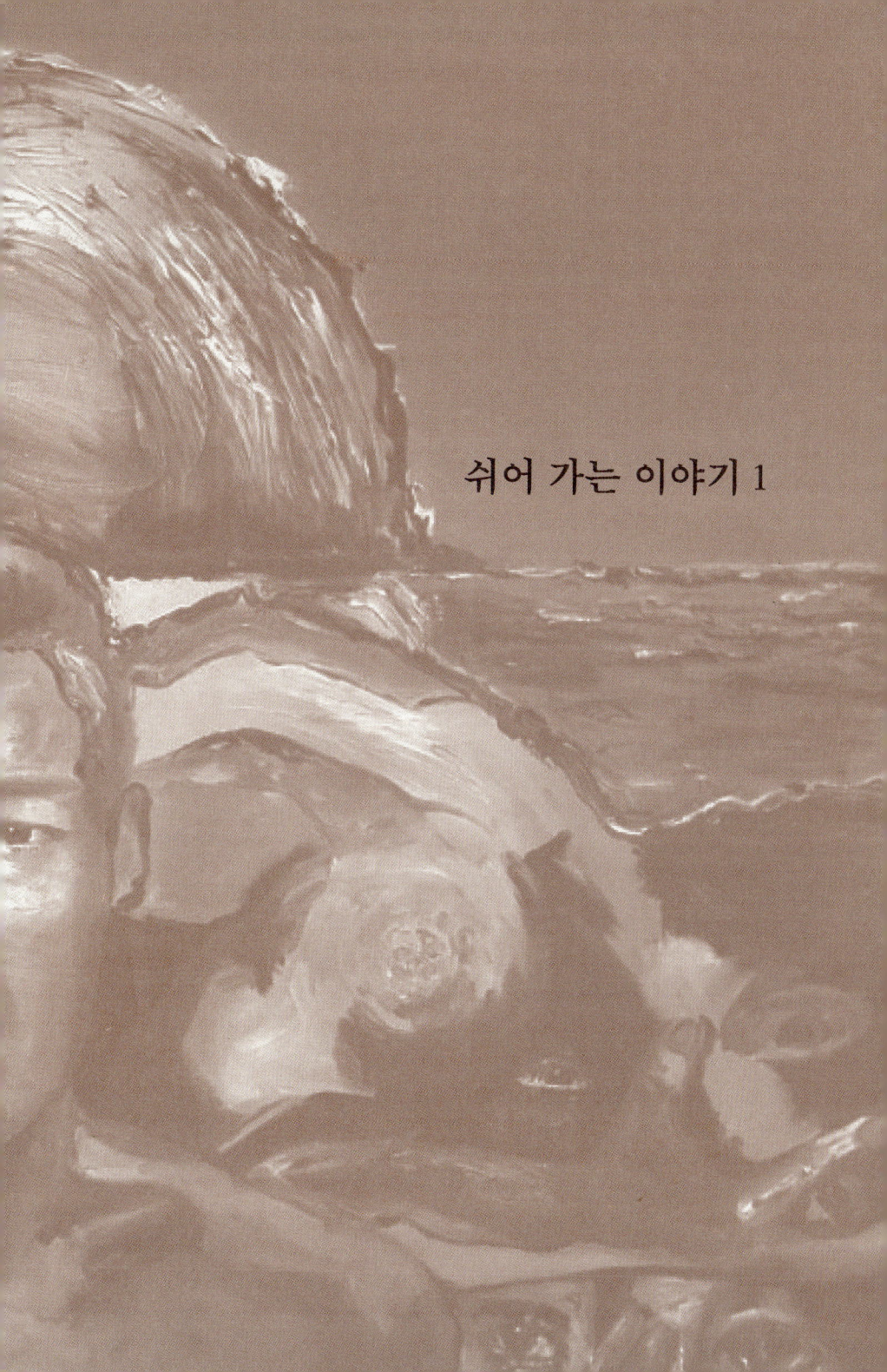

쉬어 가는 이야기 1

쉬어가는 이야기 1

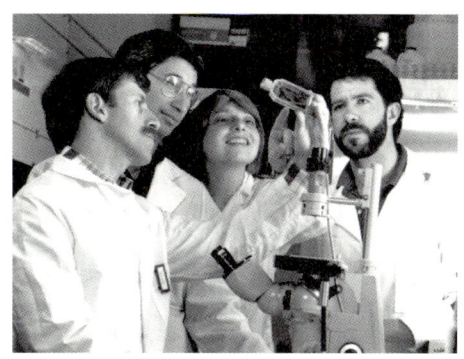

DNA가 발견되기 25년 전인 1928년, 프레데릭 그리피스 Frederick Griffth는 가열하여 죽인 병원성 박테리아와 함께 배양한 비병원성 박테리아가 병원성 박테리아로 변하는 현상을 발견했습니다. 살처분된 박테리아조차 유전인자를 다른 박테리아에게 전해줄 수 있다는 것이지요. 박테리아는 유성생식을 하지 않기 때문에 두 미생물 사이에서 유전자는 수평적, 직접적으로 교환됩니다 lateral gene transfer, LGT. 이 과정은 상세히 연구되어 있지만 전문적인 내용이라 여기에서는 생략하겠습니다. 인간은 오래 전부터 유전 인자가 어디서 기원했는지 생각해 왔습니다. 하나님이 만든 것인지, 원시지구의 수프 속에서 저절로 생긴 것인지, 외계인이 던져 주고 갔는지 불가사의합니다. 그런데 매우 흥미로운 것은 미개한 단세포 세균에서만 관찰될 거라고 생각한 LGT가 다른 하등 생물과 사람 사이에서도 있다는 점입니다.

2001년 과학 잡지 『네이처』에 인간의 설계도라고 할 수 있는 유전자의 전체 해독 결과가 최초로 게재되었습니다.[1] 과학사에서 기념비적인 사건이지요. 그런데 분석 결과, 223개 부위가 인간 유전자가 아닌 LGT에 의한 것, 즉 박테리아 같은 하등 생물에서 기원한 것으로 추정되었습니다. 극심한 논쟁이 이어졌고, 일부 학자는 실험실 오염이라고 주장하기도 했습니다.

그러나 이후 약간 변동은 있지만 지속적으로 같은 결과가 발표되는 것으로 보아 외부에서 다른 종의 유전자가 인간의 유전자에 주입될 수 있는 것으로 생각됩니다. 즉 인간은 끊임없이 환경과 교감하면서, 환경 속에 있는 다른 종의 유전자 같은 다양한 요소를 받아들이기도 하고 주기도 하는 것 같습니다. 이렇게 받아들인 유전자는 치명적인 질병이 되어 종을 멸종시킬 수도 있고, 때로는 엄청난 변화를 일으켜 진화에 결정적인 요인이 되기도 합니다. 인류가 아주 짧은 시기에 이렇게 진화한 배경에는 뭔가 엄청난 사건이 있을 수 있으며, 유전자 돌연변이나 외부에서 주입된 유

참고문헌

1) Lander et al., "Initial sequencing and analysis of the human genome," Nature, 409:860-921, 2001.

전자도 배제 할 수가 없다고 개인적으로 생각합니다.

　최근 저희 병원은 의료기관평가 인증원의 인증 감사를 받았습니다. 병원의 표준을 제시하는 인증 감사 시, 환자의 안전과 관련된 조항은 매우 강도 높게 조사합니다. 가장 중요한 것 중 하나가 손씻기입니다. 의학에서 기본 중 기본인 무균적 aseptic 의료 행위를 하라는 것이지요. 환자와 접촉할 때는 항상 물로 40초, 혹은 세정제로 20초 이상 손을 씻어야 합니다. 회진을 돌다 보면 청진도 하고, 타진도 하고, 환자의 손도 잡아주는데, 손 한번 잡고 빡빡 닦고, 또 한번 잡고 빡빡 닦는 일을 하루 종일 하다 보면 별로 손잡고 싶은 생각이 없어집니다. 물론 열이 나는 환자, 피부 질환자, 감염이 의심되는 환자, 상처가 외부로 노출된 환자를 볼 때는 당연히 규정 이상으로 손씻기를 하지만, 감염에 취약하지 않은 환경이나 환자에서는 힘도 들고, 다른 생각이 들기도 합니다.

　사람의 손에는 수많은 미생물이 존재합니다. 손과 손이 접촉할 때는 미생물들이 다른 손으로 마실? 을 갈 것입니다. 아마 그냥 가지는 않겠지요. 보따리에 제 DNA 나 환자의 DNA 를 바리바리 싸가지고 가지 않을 까요? 그 DNA에는 신뢰나 안정감, 행복, 환자의 인생사가 같이 실려 왔다 갔다 하지 않을까요?

그래서 욕쟁이 할머니가 김치를 맨손으로 찢어 주면서 "주는 대로 처먹어"라고 외쳐야 맛이 있지, 위생 장갑 낀 아주머니가 가위질한 김치는 그 느낌이나 맛이 없다는 게 아닐까요? 마음이 따뜻해지지 않는다, 다시 말하면 욕을 먹어야 뭔가 안심이 된다는 생각을 해봅니다.

마찬가지로 할머니, 할아버지 손을 잡아드릴 때마다 "잠깐만요…. 손 씻고 아니면 소독 장갑 끼고 악수하겠습니다"고 하며 손을 박박 씻으면 왠지 따뜻함이 느껴지지 않는 것은 무엇일까요?

지금까지 이야기는 전혀 검증되지 않은 순전히 혼자만의 생각입니다. 기본적인 위생개념을 부정하는 이야기가 아니니 오해 없으시기를….

제 7 장

어느 날 벌어진 일들

제 7장 어느 날 벌어진 일들

천재 수학 교수의 안타까운 죽음

20년 넘게 자전거로만 출퇴근… 졸음운전 버스에 치여 사망

"연구밖에 모르던 분이었는데…."

20년 넘게 자전거로 출퇴근을 해 온 50대 교수가 교통사고로 숨져 주위를 안타깝게 하고 있다. 10일 오후 6시 50분경 광주 북구 용봉동 전남대 치과병원 앞 도로에서 자전거를 타고 가던 전남대 수학과 백정선 교수 51세 가 25인승 어린이집 통학버스에 치여 그 자리에서 숨졌다.

2009년 3월12일 동아일보 사회면 기사 발췌

베르니케 교수 불의의 사고로 숨져

14개월 전 할레 대학 정신과 주임 교수로 부임, 재직 중 많은 연구 업적을 남긴 베르니케 Wernicke 교수가 6월 14일 휴일을 맞아 투링기아 Thuringia 숲으로 자전거 여행 중 마주 오는 트럭을 피하다 넘어져 심한 부상을 입고 인근 병원에서 치료 중 금일(15일) 사망했다.

향년 58세. 그가 사망 직전에 남긴 말은 다음과 같다.

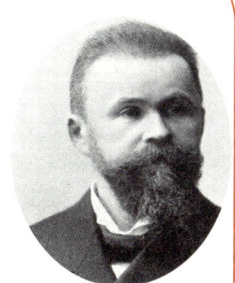

칼 베르니케
(Carl Wernicke, 1848~1905)

"I'm perishing of autopsychic disorientation 나는 자아의 혼란 속에서 소멸되어 가고 있다 "

- 1905년 6월 15일 독일의 신문에 실린 부고

---

* 베르니케는 수많은 연구에서 수많은 가설을 세웠습니다. 자연스럽게 수많은 용어를 만들어 내기도 했고, 남들이 보편적으로 사용하지 않는 용어도 있습니다. 죽기 전에 남긴 이 말도 당시나 현재의 정신과 교과서에서 사용하지 않는 언어 중 하나입니다.

두 기사는 100년 정도의 시차를 두고 비슷한 사건을 보여줍니다. 일밖에 모르던 천재 과학자가 자전거라는 전통적이고 낭만적인 교통기관을 이용하다 요절했다는 것입니다. 저는 수학이 어떤 분야인지, 백정선 교수가 어떤 분인지 잘 모릅니다. 하지만 베르니케의 죽음은 정신의학에서 매우 중요한, 전환기적 사건이라고 생각합니다. 1800년대 말 세 명의 천재적인 정신의학자가 있었습니다. 1848년생인 베르니케, 1856년 생 동년배인 크레펠린 Kraepelin과 프로이드 Freud 입니다. 이들은 비슷한 교육을 받았지만 각기 다른 배경을 가지고, 완전히 다른 길을 걸었습니다.

1800년대 말에는 인간에게 나타나는 정신병 증상을 어떻게 볼 것이며, 어떻게 해석해야 할지에 대한 기본적이고 통일된 개념이 없었습니다. 의학자들은 저마다 검증되지 않은 개념을 학생들에게 가르치거나, 책으로 출판했습니다. 베르니케는 우연한 기회에 알아들을 수 없는 방언, 혹은 지리멸렬한 말을 중얼거리는 정신과 환자를 발견합니다. 그냥 미친 사람이라고 생각한 이 환자들의 부검에서 뇌의 특정 부위에 병변이 있는 것을 발견합니다. 1861년 프랑스 학자인 브로카 Broca가 뇌의 특정 부위가 손상되면 말을 이해할 수는 있으나, 말을 하지 못하는 언어장애 환자를 발견한 이후, 두 번째로 언어와 연관된 특정 뇌 부위를 발견한 것입니다. 하지만 그의 발견은 브로카의 발견보다 훨씬 극적이었습니다. 브로카의 실어증은 대부분 우측 편마비가 동반되기 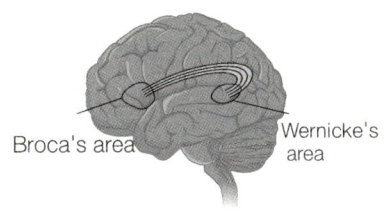 때문에 누가 봐도 특정 부위의 뇌 손상이 언어장애의 원인임을 쉽게 알 수 있었습니다. 반면, 베르니케가 발견한 환자는 편마비와 같이 뚜렷한 신체 증상 없이 횡설수설하는 언어 장애로 병원에 오기 때문에 대부분 전형적인 정신과 환자로 생각했습니다. 이 발견은 베르니케를 젊은 나이에 일약 떠오르는 스타 학자로 만들어 주었을 뿐 아니라 그의 일생을 바꾸어 놓았습니다. 즉, 이후 베르니케는 모든 정신질환이 뇌의 특정 부위의 문제이며, 언젠가 이것을 증명하거나 진단할 수 있다고 생각 했습니다.

크레펠린은 젊어서 뇌생물학자인 플레시히 Paul Flechsig와 일할 기회가 있었습니다. 이때 환자에게는 관심이 없고 오로지 테이블 위에서 현미경으로 뇌조직만 들여다보는 플레시히가 너무 싫었고 이런 연구 태도는 정신의학에 옳은 답을 주지 못한다고 생각했습니다. 그는 실험실적인 접근보다 임상가로서 많은 환자를 보면서 진료 내용을 자세히 기록하고, 이를 카드박스라는 것을 만들어 보관했습니다. 같은 환자가 다시 그를 찾으면 카드박스 안에서 기록을 꺼내서 다시 기록하는 과정을 통해 정신병이 다양해 보이지만 시간을 두고 계속 관찰하면 소수의 질병군으로 분류할 수 있다고 생각했습니다. 크레펠린은 정신병 환자의 뇌에 대한 연구가 필요하지만, 당대에는 임상적 상태를 자세히 추적 관찰하지 않고 한 시점에 뇌의 특정 부분 질환으로 한정하여 진단할 수 없다고 생각했습니다. 요즘 쓰는 말로 하면, 응급실에서 MRI를 찍어 그 시점에 진단할 수 있는 실어증은 신경과 질환이고, 대부분의 정신질환은 좀 더 오랜 기간 추적해야 병명을 알 수 있다고 생각한 것이지요. 크레펠린은 이런 지난한 과정을 통해 정신질환의 분류체계를 정립했습니다.

크레펠린의 접근법은 정신의학에 매우 큰 반향을 일으켰지만, 원인론적으로 정신병에 접근했던 베르니케는 이것이 너무 단순한 feuilletonisch, 머리 나쁜 접근법이라고 생각했습니다. 하긴 근본적으로 인간의 뇌를 파고들었던 과학자로서 증상만 나열하고 분류하는 것은 단순 무지하다고 느꼈을지도 모릅니다. 베르니케는 자신의 이론을 발전시키는 한편 진단과 치료를 위해 당시로서는 파격적으로 환자의 뇌를 바늘로 직접 관통 뇌천자 하는 방법을 시도 하던 중 불의의 사고로 세상을 떠나고 말았습니다.

　이후 프로이드의 등장으로 약간 우여곡절이 있었지만, 크레펠린의 생각이 현재까지 정신과의 기본 정신이 되었습니다. 즉 정신질환의 근본적인 원인은 알 수 없으므로, 원인으로 질병을 분류해서는 안 되며, 증상만 보고 병명을 붙이자는 것입니다. 하지만 저처럼 정신과가 아닌 신경과 의사 입장에서 이런 태도는 이상하게 보이기도 합니다. 예를 들어, X선 검사를 했더니 폐에 100원짜리 동전만한 음영이 발견됩니다. 종양이 의심됩니다. 그러면 CT 촬영하고, 필요하면 생검을 하여 암인지 아닌지 그 자리에서 진단하고 치료하지 그냥 몇 년씩 기다리지 않습니다. 병변이 너무 작거나, 진단적으로 애매할 경우에만 예외적으로 시간을 두고 추적하면서 병이 무엇인지 찾아가지요. 그런데 정신과는 반대 과정을 밟는 겁니다.

　하지만 현대의학이 발달하면서 정신병에 대한 이해가 높아지기 시작했고, 어쩌면 조만간 크레펠린의 방법이 굉장히 예외적인 접근법이 될지도 모릅니다. 다만 그 시기가 언제일지 예단하기는 어렵습니다. 베르니케는 시대를 앞선 사람이었습니다. 하지만 크레펠린은 신경학적 접근 방법이 당시로서는 현재까지도 정신질환을 이해하는 데 아무런 역할을 못한다는 것을 정확하게 알았던 거지요. 그러던 와중에 불의의

사고로 베르니케와 그의 독창적이고 시대를 앞선 생각은 역사 속에서 소멸하고 맙니다. 돌이켜 보면 베르니케는 현대적 의미에서는 정신과 의사가 아닌 신경과 의사입니다. 하지만 정신과 의사로 분류되면서 정신과에서는 이상하고 검증되지 않은 용어만 양산하는 의사로 치부되었고 죽으면서 했던 이야기와 같은, 신경과에서는 아무도 관심을 갖지 않게 되었습니다. 그의 사후 칼 야스퍼스 Karl Jaspers 는 그의 죽음으로 뇌의 신비주의 brain mythology 시기는 끝났다고 선언했지만, 그의 때이른 죽음은 정신의학의 방향을 좋은 쪽으로든 나쁜 쪽으로든 결정적으로 바꾼 중요한 사건입니다.

그러고 보면 천재들 중에 간간히 자전거 사고로 죽는 사람들이 있지요. 오늘은 베르니케가 세상을 떠난 지 112년 되는 날 입니다. 저는 오늘도 출근하기 위해 자전거를 끌고 나갑니다. 뒤에서 아내가 궁시렁 거립니다. 위험하다는 거죠. 하지만 꿋꿋이 자전거를 끌고 나가면서 속으로 생각합니다 "나는 천재가 아니기 때문에 사고 날 리가 없어, 물론 신문에 날 일도 없고…"

제 8 장

어느 날 아내의 얼굴이
낯설게 느껴진다면

제 8장 어느 날 아내의 얼굴이 낯설게 느껴진다면

1923년 프랑스 정신과 의사 캅그라스 Joseph Capgras 는 매우 흥미로운 증례를 발표했습니다. 그는 8년 전 아들이 사망한 후 시기와 과대망상이 발생한 53세 여성 환자를 치료 중이었습니다. 그런데 환자는 언제부터인지 주변 사람들을 얼굴만 비슷한 다른 사람으로 생각하기 시작했습니다. 자기를 돌보아 주는 딸은 유괴되어 함께 있지 않으며, 같이 사는 딸은 진짜가 아니고 딸과 얼굴이 비슷한 다른 사람이라고 믿었습니다. 심지어 비슷한 얼굴로 위장한 딸도 한 사람이 아니라 여러 사람이 번갈아 그 역할을 한다고 생각했습니다. 남편도 진짜가 아니며, 나중에는 본인마저 사실은 다른 사람이라고 생각했습니다.

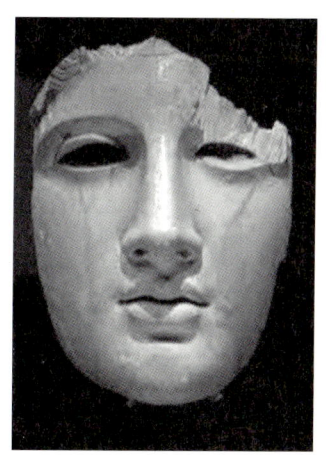

캅그라스는 이 환자의 증상을 소시의 착각 illusion de sosies 이라고 명명

했습니다. 그리스 희극 작가 플라우투스의 작품 암피트리온 Amphitryon 이 1668년 프랑스에서 희곡으로 각색되었는데 소시는 이 극의 등장인물로서 암피트리온을 보좌하는 시종의 이름입니다. 이 연극은 소시가 암피트리온의 아내를 얻기 위해 그녀 주변 사람으로 변신하면서 벌어지는 일들에 관한 이야기입니다.

캅그라스 망상은 이후 여러 학자들에 의해 보고되었습니다. 이 망상이 특이한 것은 주로 가족이나 친구처럼 가까운 사람들이 대상이란 점입니다. 캅그라스 망상은 발표 초기부터 기이하고 특이하여 정신과 의사뿐만 아니라 인간의 의식, 믿음, 합리성을 연구하는 신경학자나 철학자들의 많은 관심을 받았습니다. 이들은 각자의 관점에 따라 이 병을 통하여 인간의 고도 정신 기능을 이해하고 해석하려고 했습니다. 이 증례를 최초로 발표할 당시 캅그라스는 기억이나 형태로는 아는 사람과 유사하지만 감각적, 정서적으로 왠지 그 사람이 아닌 것처럼 낯설게 느껴지는 감각이 충돌하여 생기는 인지의 실인 agnosia of identification, 즉 신경학적 기질적 병일 것이라고 생각했습니다. 하지만 1920년대의 정신과는 정신분석이라는 학문이 지배했습니다. 캅그라스 역시 이 증례를 발표한 다음 해에 처음 생각과 달리 병의 원인이 "무의식 속에 숨겨진 욕망에 대한 방어기전"이라 해석하며 정신분석적인 틀에 갇혀버렸습니다.

이후 이 특이한 증상에 대해 다양한 정신분석학적 해석이 나왔습니다. 그중 하나가 사랑과 증오라는 양립된 감정이 충돌하면서 생긴다는 가설입니다. 즉, 너무 사랑하는 사람을 무슨 이유로든 증오하려 할 때, 그가 실제로는 그 사람이 아니라고 생각함으로써 무의식 속의 죄의식이 희석된다는 해석입니다. 하지만 이런 주장들은 1)정신분석학이 서서히 퇴조하고, 2)정신분석학에서 주장하는 감정적 연관성이 희박하거나 심지어 감정 개입의 여지가 없는 무생물에 대해서도 같은 증상이 보고되며, 3)무엇보다 이후 보고된 환자들에서 조현병^{정신분열병}과 같은 기능적 정신병보다 뇌 손상 후에 발생하는 경우가 압도적으로 많았기 때문에 설득력이 약해졌습니다. 대신 이 증상을 신경학적 관점, 즉 뇌의 물리적인 변화라는 면에서 연구하게 됩니다.

특히 사람이 대상을 어떻게 인식하느냐 하는 것이 연구의 초점이 되었고, 마침내 대상, 특히 얼굴처럼 중요한 부분을 인식하는 데는 한 가지가 아닌 여러 가지 다양한 신경계가 작용한다는 사실이 밝혀졌습니다. 즉, 사물을 인식한다는 것은 단순한 형태 인식과 관련된 신경계뿐 아니라 형태 안에 있는 내용, 특히 정서적인 부분이 인식에 중요한 역할을 하며, 이와 연관된 별도의 신경계가 존재한다는 것입니다. 예컨대 후두-측두엽에 뇌졸중이나 뇌종양이 발생한 환자는 사진 속 가족의 얼굴을 찾지 못하는 경우가 종종 있는데 안면실인증, prosopagnosia, 이는 얼굴 형태를 인식하는 신경계에 문제가 생겼기 때문입니다. 하지만 사진 속 인물을 직접 마주하면 목소리나 느낌 등 여러 가지 다른 정보를 통해 가족임을 인식합니다. 그런데 캅그라스 망상에서는 이와는 정반대로 얼굴은 잘 인식합니다. 즉, 안면실인증은 형태 인식의 신경계는 손상되었지만 다른 정서적 정보를 제공하는 신경계는 건재한 것이고, 캅그라스 망상은 그 반대이므로 두 가지 증상은 얼굴 인식에 관해 거울과도 같은 존재이지요.

캅그라스 증상을 보이는 환자는 실제 가족에 대해 내 가족과 매우 닮았지만 왠지 가족이 아니라고 여기며 매우 낯선 느낌을 받습니다. 환자들은 혼란에 빠집니다. 무언가 이상하다. 닮았는데 닮지 않았다. 무엇일까? 이런 이상한 인지적, 감정적 충돌 속에서 불편한 심정을 해소하려고 필사적으로 노력합니다. 그러다 마침내 결론을 내립니다. "맞아, 이 사람은 우리 남편으로 변장했어!" "내 아들과 똑같이 만든 로봇이야!" 등 허무맹랑하지만 본인에게는 가장 와 닿고 설명 가능한 믿음을 형성합니다. 당연히 주변 사람들은 경악하며 그 생각이 잘못되었다고 설득하지요. 환자는 마치 이 말을 수긍하는 것처럼 고개를 끄

덕이다가도 돌아서면 이내 무슨 음모가 있다는 생각이 머릿속에서 번집니다. 이런 신경학적 과정의 심리적 해석은 1920년대 정신분석학자들이 주장했던 분할 splitting과 투사 projection의 현대판 신경학적 해석일 수도 있습니다. 하지만 캅그라스 망상은 인간의 정신활동 가운데 단순히 주의를 집중하고 기억하고 계산하는 것을 넘어 사물을 인지하는 것이 무엇인지, 상충되는 정보를 어떻게 해석하는지, 그것이 어떻게 믿음을 형성해 가는지 등 고도의 정신활동을 신경학적 관점으로 이해할 수 있는 기회가 되었다는 점에서 역사적으로 매우 중요한 역할을 했다고 평가됩니다.

최근 인간의 평균 수명과 함께 치매 환자도 급증하면서 과거에 비교적 드물었던 캅그라스 망상을 자주 접할 수 있고, 원인 뇌 병변의 위치도 밝혀지고 있습니다. 저희 병원에는 많은 치매 환자가 입원하고 계십니다. 휴일에 아들이 손자와 방문하여 할아버지와 시간을 잘 보냅니다. 할아버지는 보호자가 돌아갈 때 눈물을 글썽이며 배웅합니다. 그런데 가족들이 멀리 사라진 것을 확인하고는 "쟤는 내 손자가 아니야"라고 중얼거립니다. 즉, 망상은 선천적으로 조현병과 같은 특정 질환을 가진 환자들에게만 나타나는 것이 아니라 누구라도 뇌의 특정 부분에 장애가 생기면 정상적인 사고의 오류가 발생하면서 나타날 수 있습니다. 인식과 믿음의 형성 과정을 모두 과학적으로 이해한다면 이제껏 치유 곤란했던 망상이란 증상도 앞으로 효과적으로 치료될 수 있을 것입니다.

여러분은 어머니의 얼굴을 보면 무엇을 느끼십니까? 예전에 젊고 건강하신 얼굴은 주름지고 가냘픈 얼굴로 변했지만, 저는 어머니 얼굴 뒤의 따뜻함을 느낍니다. 그 따뜻함은 늦은 저녁 아들을 기다리시며 행여 밥이 식을 까봐 안방 아랫목 담요 밑에 넣어둔 하얀 공깃밥, 뚜껑을 열었을 때 기분 좋게 올라오는 그 느낌입니다. 이것이 인간이 세상을 인식하는 방법, 즉 눈 형태과 마음 정서으로 함께 바라보는 방식이 아닐까요?

참고문헌

1. Capgras J, Reboul-Lachaux J. Illusion des sosies dans un delire systematise chronique. Bulletin de la societe Clinique de medicine mentale 1923;2:6-16.
2. Capgras J, Carette P. Illusion des sories et complexe d'Oedipe. Ann Medico-Psychologiques 1924;12:48.
3. Enoch MD, Trethowan WH. 1991 Uncommon psychiatric syndromes, 3rd edn. Oxford: Butterworth- Heinemann.
4. Kwak YT, Yang Y, Koo MS. Delusions in Alzheimer's Disease. Dement Neurocognitive Disord. 2014 Sep;13[3] : 63-73.

제 9 장

우리는 옳고 그름을 어떻게 결정할까요

제 9장 우리는 옳고 그름을 어떻게 결정할까요

♪b ~~~♪b ~~ OO의 달이 빛나는 밤입니다. 오늘은 젊은 직장 남자분의 사연이 왔네요.

1. 직장 동료 여성인데 좋아하면 웃음을 감출 수가 없다고 합니다 본인도 그렇게 이야기했고 실제로도 그래요. 그런데 그녀가 저를 볼 때마다 웃어요. 저를 좋아하는 것 맞지요?

2. 그녀는 드라마, 영화, 옷, 음식, 쇼핑 등 좋아하는 것을 보면 웃어요. 그런데 그녀가 저를 보고 웃었어요. 그러면 그녀가 저를 좋아하는 것 맞지요?

3. 오늘 아침 출근하는데 로비에서 그녀를 만났어요. 그런데 그녀가 저를 보고 환하게 웃었어요. 그러면 그녀가 저를 좋아하는 것 맞지요?

작년에 개정된 DSM-V에서는 망상을 이렇게 정의합니다. "망상이란 외부 현실에 대한 잘못된 추론 incorrect inference 으로 생긴 잘못된 믿음이며 아무리 이와 반대되는 사실을 밝혀도 이를 바꾸려 하지 않고, 이 믿음은 그가 속한 문화나 사회에서 용인이 되지 않는 것이다."

다소 말이 어렵지만 중요 개념은 아무리 그 생각이 잘못되었다고 증거를 들이대며 이야기해도 바뀌지 않는 잘못된 믿음이라는 것입니다. 그렇게 생각하면 종교인이나 정치인은 대부분 망상을 보인다고 생각하면 됩니다. 그래서 대부분 망상의 정의 속에 종교인은 제외합니다. 내적인 문제는 망상의 정의에 포함시키지 않습니다.

그런데 여기에는 중요한 개념이 숨어 있습니다. 바로 '잘못된 추론'입니다. 망상이란 현실에 대한 데이터를 잘못 해석하는 것입니다. 망상의 병태생리를 알려면 아주 많은 것을 알아야 하지만, 과연 추론이란 무엇이며 우리는 어떻게 추론하는지 생각해보겠습니다.

우리는 학교에서 대표적인 추론 과정으로 귀납법과 연역법을 배웠습니다. 귀납법은 개개의 사실이나 명제에서 일반적 결론을 이끌어내는 추론법이고, 연역법은 보편 명제에서 특수 명제를 이끌어내는 추론법입니다. 즉 논리 체계를 보면 귀납법은 관찰 observation → 가정 hypothesis → 결론 generalization or theory 의 상향식 bottom-up 과정을 거치는 데 반해, 연역법은 결론 → 가정 →관찰의 하향식 top-down 과정을 거칩니다. 귀납법은 미리 결론을 내지 않는 개방적 방법이므로 주로 연구를 처음 시작할 때 사용되며 역학 조사가 대표적입니다. 반면 연역법은 이미 도출된 결론을 이용하여 가설을 검증하고 적용하는 데 사용합니다. 제약 회사가 어떤 이론을 가지고 약을 개발할 때 사용하는 방법입니다.

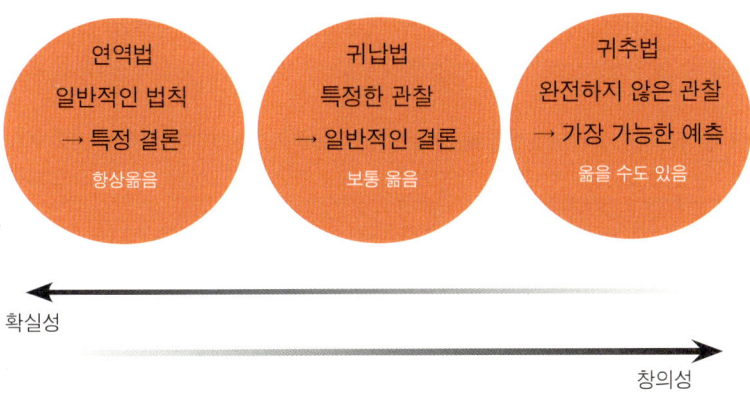

※그림 : 각 논리에 따른 특성

하지만 일상생활에서 가장 많이 사용하는 추론 방식은 이런 것이 아닙니다. 무엇일까요? 바로 귀추법입니다. 귀추법은 관찰 → 결론 → 가정의 형태로 갑니다. 즉 어떤 특정 현상, 사건의 일부를 가지고 먼저 결론을 내립니다. 그리고 그 결론과 관찰만 떼어내어 논리적으로 문제가 없는지만 생각합니다. 사막 한 가운데 사는 사람이 아침에 나와 보니 잔디가 촉촉하게 젖어 있습니다. 이 사람은 생각합니다. 아, 어제 비가 왔구나. 여기까지만 보면 논리적으로 아무 문제가 없지요. 비가 오면 결론 마당의 잔디가 젖는다 관찰. 하지만 사막은 1년 내내 비가 거의 안 오는 곳임을 고려하면, 또 여기 잔디 말고는 다른 어떤 곳도 젖지 않았다면, 추론이 사실적 가치를 지니기는 매우 어렵겠지요. 귀추법의 장점은 빠르다는 것입니다. 따라서 위험에 대처하기 쉽습니다. 한적한 길에서 우연히 젊은 여자 뒤를 가는데, 그 여자가 갑자기 뛰어 달아나면 귀추법을 쓴다고 생각하면 됩니다. 물론 뒤에 가는 사람은 좀 기분이 그렇지만 말입니다.

망상이란 잘못된 믿음 입니다. 치매 환자에서 가장 흔히 보는 망상으로 내 돈을 훔쳐 갔다는 도둑 망상, 배우자가 바람 피웠다고 의심하는 부정 망상 등이 있습니다. 특이하게 주로 치매 초기에 많이 나타납니다. 돈이 있다는 것은 어렴풋이 알지만 어디 두었는지 기억할 수 없습니다. 기억하려면 머리가 아픕니다. 환자는 가장 쉬운 그럴듯한 이유를 찾습니다. 아들이 훔쳐갔다. 그렇게 가정하면 인과 관계가 잘 성립되고 아들이 훔쳐 가면 돈을 못 찾는다, 논리적으로 모순이 없지요, 스스로 마음도 편해지지요. 마찬가지로 부인이 어디 간다고 이야기하고 외출했지만 어디 간다고 했는지 기억이 나지 않으면 "맞아, 마누라가 몰래 바람 피우는 거야!" 라고 생각합니다. 이것이 망상의 신경학적 모델입니다. 그런데 왜 아들이 그게 아니라고 통장을 보여줘도, 부인이 장보러 가서 계속 통화해도 믿지 못할까요? 잘못된 추론을 교정하는 뇌의 믿음 교정 중추가 손상되기 때문입니다. 즉, 망상은 현상에 대한 왜곡과 이것을 교정하는 믿음 교정의 손상이 동시에 나타날 때 생기는 증상입니다.

그런데 이런 원시적이고 결함이 많은 귀추법을 가장 많이 사용하는 직종은 무엇일까요? 바로 의사입니다. 환자들은 의사가 진단을 이끌어내는 추론 과정이 귀납법이나 연역법을 이용하여 멋지게 진행될 거라고 믿습니다. 하지만 의학은 어떤 증상이 있으면 그 증상을 설명할 수 있는 병명들을 나열합니다. 유능한 의사 일수록 논리적으로 나열할 수 있는 병명이 많고, 가능성을 생각하여 그 순서를 정합니다. 그래서 의사들은 환자를 진찰한 후 차트 마지막에 진단명 diagnosis 이라고 쓰지 않고, 배제할 것들 rule out 이라는 말로 가능한 병명을 나열합니다.

구글처럼 세계적인 IT 기업도 귀추법적 사고를 아주 좋아합니다. 연역적 사고를 하는 제 아내는 어떤 꼬투리도 잡을 수 없을 정도로 논리적으로 완벽합니다 아이에게 잔소리할 때 말입니다. 하지만 너무 당연하기 때문에 새로운 것이 거의 없습니다. 지구는 중력이 있다, 사물이 떨어지는 것은 중력 때문이다, 사과는 중력에 의해 떨어진다. 아무런 감동이 없지요. 반면 귀추법은 논리의 완벽도는 가장 떨어지지만, 창의적인 사고를 할 수 있습니다. 포레스트 검프에서 이런 대사가 나옵니다. "인생은 초콜릿 상자와 같다. 왜냐하면 무엇을 고를지 모르기 때문이다." 저는 인생은 초콜릿 상자라는 말이 다른 비유보다 훨씬 신선하게 느껴집니다. '어느 날 조는데 사과가 떨어졌다, 그것은 만유인력 때문이다'처럼 말입니다. 물론 지금이 아니라 그때 그 시점에서 보면 그렇다는 겁니다. 그래서 바보와 천재는 종이 한 장 차이라지요.

맨 앞의 사연으로 다시 돌아가볼까요? 여러분이 라디오 DJ라면 어떤 이야기를 해주어야 할까요. 1번은 "좋아하는 거 맞네요", 2번은 "좋아하는 것 같기는 한데 좀 더 대화를 나누어 보세요"쯤 되겠지요? 그리고 마지막은 "참 행복하신 분이네요. 저도 사실 오늘 많은 여성을 만났는데 다들 저를 보고 웃어서 행복했습니다. 달이 빛나는 밤, 아름답네요"가 아닐까요?

제 10 장

세 자매 이야기

제 10장 세 자매 이야기

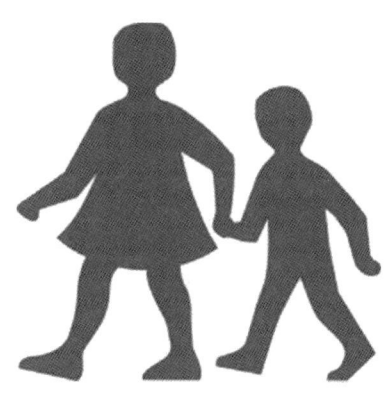

세 자매가 있었습니다. 일찍 부모를 여의었습니다. 아버지는 2차 대전 말 전쟁 중 사망했고, 어머니는 6.25 전쟁 중 행방불명이 되었습니다. 하지만 자매는 살아야 했습니다. 큰 언니는 제대로 먹지도, 입지도, 자지도 않으면서 안 해본 일이 없을 정도로 고생을 하면서 가장으로서 어린 동생을 돌보았고, 와중에도 배움의 끈을 놓지 않았습니다. 일과 공부만 하던 세월이 흘러 유명 대학교 식품공학과 최초의 여성 학장까지 지냈습니다. 하지만 너무 많은 짐을 지고 살아서일까요, 결국 본인은 가정을 이루지 못했습니다. 좋은 남자를 만나는 것도 사치였던 거죠. 그녀는 그렇게 은퇴합니다. 둘째에게는 언니가 우상이었습니다. 언니가 밤을 새며 일하고 공부할 때 둘째는 말없이 언니를 따라 열심히 공부했습니다. 둘째 역시 유명대학교 가정대학 주임교수를 역임했습니다. 하지만 역시 인생을 힘들게 살아서였던지 결혼 생활이 순탄치 않았습니다. 결혼한 지 1년 만에 이혼한 후 혼자 살다가 은퇴했습니다. 셋째는 큰 언니, 작은 언니가 돌아가며 업어 키웠습니다. 엄마를 그리며 많이도 울었지만, 어려운 환경 속에서도 언니들의 짐이 되지 않으려고 똑 소리 나게 살았습니다. 셋째 역시 유수한 대학을 졸업했습니다. 하지만 일보다 안정된 가정과 행복을 찾고자 했습니다. 예쁘고 똑똑했던 셋째는 좋은 남편 만나 세 남매를 낳아 잘 살고 있습니다. 은퇴 후 첫째와 둘째는 같이 살게 됩니다. 좋은 직장과 검소한 성격에 자식이 없으니 상당한 부를 축적하여 경제적인 어려움은 없습니다. 둘은 그렇게 10여년을 같이 살았습니다. 어느 날 그녀들이 저를 찾아 왔습니다. 빠른 겨울날을 재촉하며 해가 창 아래로 기울 무렵 제 앞에 나타난 자매의 나이는 83세, 79세, 70세였습니다. 환자는 첫째였습니다. 수년 전부터 점차 기억력과 일상생활 수행능력이 떨어졌습니다. 1년 전부터는 일 해주는 아줌마가 돈을 훔쳐간다고 의심하고 사람을 자주 바꿉니다. 몇 달 전부터는 돌아가신 어머님이 방문하신다고 하며 심지어 대화도 하는 것 같습니다. 집안일은 둘째가 거의 다 하는데, 정작 그녀는 언니의 증상을 대수롭게 생각하지 않습니다. 걱정이 된 셋째가 반강제로 언니들을 모시고 저를 찾아온 것입니다. 첫째는 전형적인 알츠하이머병이며, 이미 초기를 지났습니다. 보호자인 둘째도 제가 보기에는 문제가 있는 것 같은데, 인지기능 문제를 숨기고 싶어 합니다. 설득해서 검사하니 초기 알츠하이머병 치매입니다. 둘째는 가사 도우미가 돈을 훔쳐 갔다는 언니 생각이 옳다고 믿습니다. 오래 전 돌아가신 엄마가 찾아온다는 건 인정하지 않습니다. 하지만 첫째가 엄마를 본다는 사실을 걱정하기 보다 내심 부러워하는 것 같습니다. 현재 생활에 큰 문제가 없으므로 외래를 다니며 약물 치료하기로 했습니다. 이듬해 5월, 따뜻하고 햇볕이 좋은 날 세자매가 같이 외래를 방문했습니다. 둘째가 처음 방문했을 때 보다 말하고 이해하는 것이 떨어져 보입니다. 하지만 얼굴은 오히려 편해 보입니다. 최근 본인도 어머니를 보았고, 가끔 셋이서 대화도 나눈다고 합니다. 셋째는 무척 걱정하지만 정작 두 자매는 불편해 보이지 않고, 도우미가 있으니 현재 사는 것도 큰 문제가 없어 보입니다.

망상은 잘못된 믿음입니다. 망상은 내용이 특이하고 이상한 것도 중요하지만, 왜 말도 안 되는 생각을 지속하는지와 어떤 명확한 반론에도 설득이 되지 않는다는 것이 포인트입니다. 말은 쉽지만 왜 망상이 생기는지는 아직 잘 모르고 여러 가지 이론이 있습니다. 그중 신경인지 모델은 정상적인 믿음 형성 과정과 이 과정에 어떤 문제가 생기면 망상이 생기는지 설명하는 이론입니다. 사람은 수많은 감각을 통해 외부 자극을 느끼고, 그 과정을 되먹임 feedback 하면서 자극을 해석합니다. 그런데 캅그라스 망상처럼 특정 뇌 부위가 손상되면 그 부분이 담당하는 부위에 국한된 지각의 왜곡이 생깁니다. 지각의 왜곡에 의해 귀추법이라는 과정을 통해 독특한 생각을 하게 되는데, 이것을 평가하거나 교정하는 믿음 평가 중추가 손상이 되면 망상이 생긴다는 것이 신경인지 모델입니다. 즉 망상에는 내용을 결정하는 첫 번째 요소와 그것을 걸러내지 못하는 두 번째 요소가 있다는 것이지요.

이런 과정이 순수하고 명백한 신경학적 결손이 있을 때만 나타나는 것은 아닙니다. 부부, 부모 자식, 형제, 자매 등 밀접하게 연관된 사람들이 고립되어 살면서, 특히 주도적 위치에 있는 사람이 망상적 사고를 한다면 다른 사람도 망상이 생길 수 있습니다. 이것을 둘 사이의 감응성 정신병 folie a deux 라고 하며, 세 명이면 셋 감응성 정신병 folie a trois, 가족이면 가족 감응성 정신병 folie a famille 등으로 확장해서 부를 수 있지요. 일종의 공유망상 shared delusion 입니다. 세 자매의 경우 주도적인 언니가 알츠하이머병 치매로 망상이 생기자, 비슷한 망상을 둘째가 공유했습니다. 둘째가 첫째와 같은 내용의 망상을 보이는 것이 첫째의 망상이 원인인지, 우연히 같은 증상이 생겼는지 알 수 없지만 알츠하이머병 치매에 의해 믿음 평가 중추가 손상된 상태에서 언니가 보이는 망상의 내용을 공유했을 가능성이 높습니다. 즉, 첫 번째 요소는 옆 사람의 강력한 영향력이고 두 번째 요소는 치매에 의한 믿음 평가 중추의 손상입니다.

흥미롭게도 역사적으로 보면 범위가 더 커질 수도 있습니다. 대표적인 것이 1919년 바이마르 공화국 시대의 독일입니다. 1차 세계대전의 패망으로 군주제가 소멸되고 역사상 가장 민주적인 헌법을 제정한 공화국이 탄생했습니다. 하지만 가장 민주적인 제도는 중우주의라는 치명적인 약점을 갖고 있었습니다. 결국 이 공간을 히틀러가 파고들어 1933년 나치 정부를 수립합니다. 당시 독일 국민의 생각은 제3자가 보기에 망상적 사고입니다. 물론 현대의학은 망상의 범위를 넓히는 것을 극도로 자제합니다. 의학은 전통적으로 개인을 치료하는 것이지, 사회나 문화를 평가하는 것은 그 범위를 넘어선다고 생각하기 때문입니다. 그래서 망상이라는 용어보다 망상적 사고라는 용어를 사용하겠습니다. 집단적 사고도 내용이 기이하고 말도 안 되고, 아무리 고치려고 해도 교정이 안 되는 망상적 특징을 갖는 경우가 있기 때문입니다. 독일의 경우 망상의 내용은 첫 번째 요소 히틀러라는 카리스마 넘치는 인물의 지속적인 선동이고, 두 번째 요소는 이것을 평가해야 할 사회적 요소, 즉 전문가나 언론에 문제가 있었습니다. 1800년대부터 각 방면에 뛰어난 과학자, 철학자, 언론인 등 세계적인 지성을 보유했던 독일이 이렇게 무너진 것은 불가사의하지요.

작년 말부터 대한민국에 불어 닥친 탄핵 정국 속에서 양극단의 장외 투쟁이 있었습니다. 양 집단을 살펴 보면 한 쪽의 말과 다른 쪽의 말이 극단적으로 다릅니다. 한 쪽이 맞는다면 다른 쪽은 황당한 내용을 믿는 것이지요. 또한 이 집단들은 경직된 논리를 보이는 것으로 보아 원하는 내용만 믿고, 반대되는 내용은 전혀 수용하지 않는 태도 한 집단은 전형적인 망상적 사고의 형태를 보이고 있습니다. 사안마다 국민들 사이에 이런 양상이 나타난다면 너무 많은 에너지를 손실하여, 극단적으로는 1930년대 독일처럼 될 수 있는 것이지요. 소셜네트워킹서비스 Social networking service; SNS 나 정치인의 의도적인 선동은 첫번째 요소로서 어쩔 수 없는 부분이 있지만, 이를 평가하거나 제어해야 할 지식인, 언론, 전문가두 번째 요소가 과연 제 몫을 했는지는 생각해 볼 필요가 있습니다 개인적으로는 부정적입니다. 그래야 민주주의가 중우주의의 늪에 빠지지 않습니다. 작년 말, 올해 초 짧았지만 긴 시간을 다시 한 번 생각해 봐야 할 것 같습니다.

세 자매 이야기로 돌아갑니다. 두 언니는 경제적으로 부유합니다. 충분히 현재 상태를 유지하면서 도우미나 여러 형태의 지원이 가능한 것이지요. 젊은 자매라면 둘을 분리하는 것이 우선적인 치료지만, 두 자매는 일정 부분 망상이나 환시를 공유하며 불편해 하지 않고, 오히려 어떤 부분은 만족합니다. 삶이라는 나무속에서 뿌리가 얽혀버린 두 사람을 떼어내는 것이 과연 옳을까요? 저는 셋째에게 최대한 이 상황을 유지할 수 있도록 잘 보살펴 달라고 당부하고, 약은 바꾸지 않았습니다. 두 자매에게는 잘 사시라고 축원했습니다. 그날 오후는 햇볕이 가득했습니다.

참, 여러분은 이 집안에서 가장 행복한 사람이 누구라고 생각하시나요? 제 생각에는 셋째의 자식입니다. 어린 시절 자식이 없던 이 자매들은 막내 동생의 자식을 끔찍하게 사랑했고, 나중에는 그 어마어마한 재산을 모두 조카에게 상속했습니다. 너무 속물적인 생각인가요.

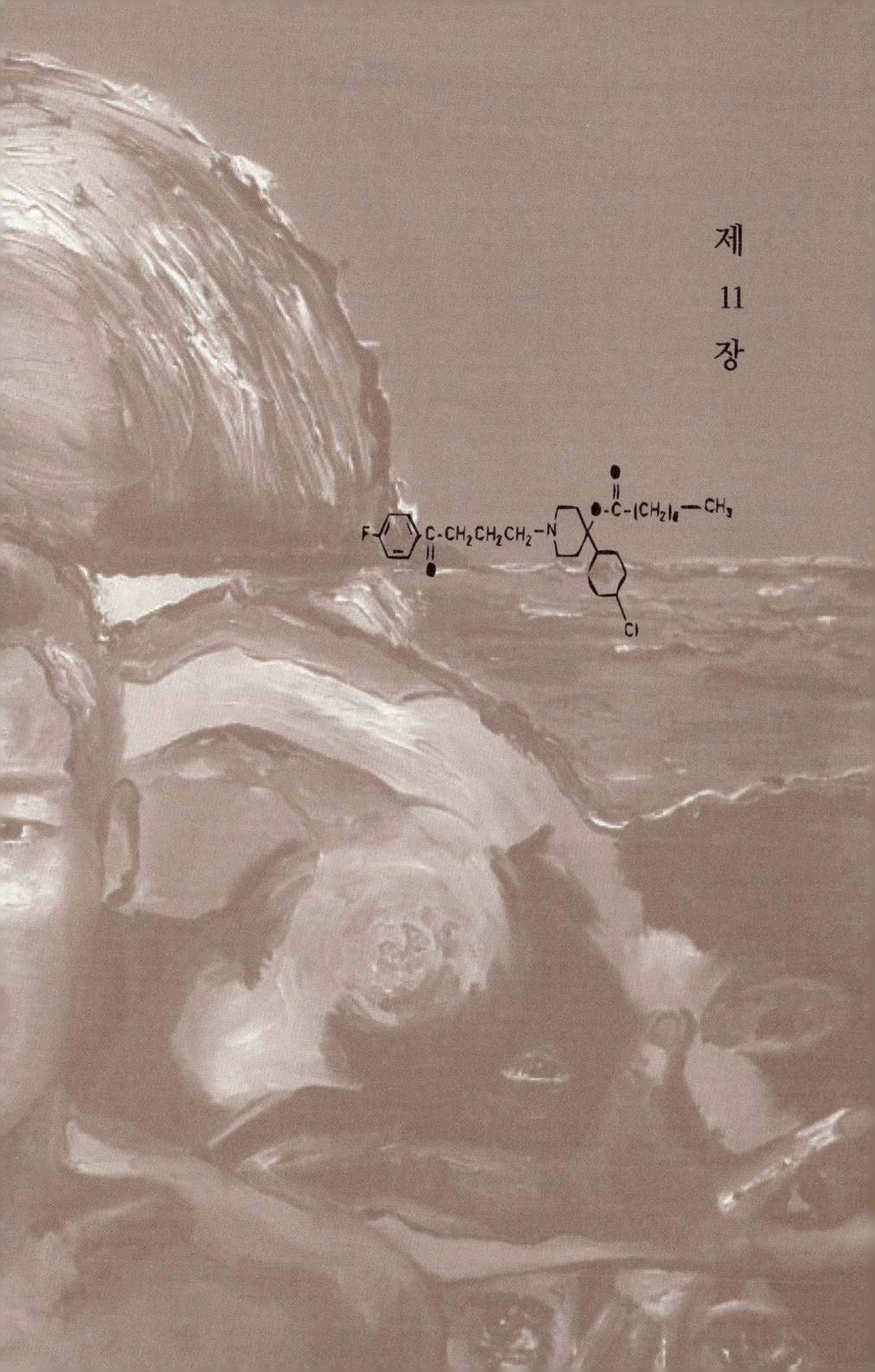

제 11 장

제 11장

망상은 과학적으로는 물론 철학적으로도 매우 흥미로운 주제입니다. 많은 사람이 그 실체를 알기 위해 노력해왔습니다. 최근에는 뇌신경과학의 발달로 완전하지는 않지만 망상을 치료하는 항정신병 약물도 사용되고 있고, 지금 이 순간에도 많은 약물이 개발 중입니다. 위장약, 감기약, 안약 등에 대해서는 별 생각을 하지 않지만, 항우울제 나는 우울증 환자야, 항불안제 나는 마음이 약해, 항정신병 약물 나는 미쳤나? 등은 왠지 약국에서 처방전을 내밀기가 어색합니다.

제가 생각하기에 몸에 작용하는 약물 중 가장 극적인 것은 항정신병 약물입니다 아, 이런 약이 하나 더 있네요. 그 유명한 비아그라. 화학구조가 이토록 단순한 물질이 어떻게 감각, 인식, 믿음, 그리고 행동에 이르기까지 인간에게 광범위하게 영향을 줄까 하고 생각하면 신비롭기까지 합니다.

"차 부를게요, 아버지. 아들"

" 이제 갈까요? 알리샤"

"그럼 가야지. 내시"

"진짜 고마워요. 알리샤"

…...... 내시를 바라보는 세사람 ".. ", " ",

"왜 그래요 ? 뭐죠? 알리샤"

…"........ "

"아니요 아무것도 아니에요. 가야지, 밖에 차가 있는데.... 내시"

자막이 올라가며 엔딩.

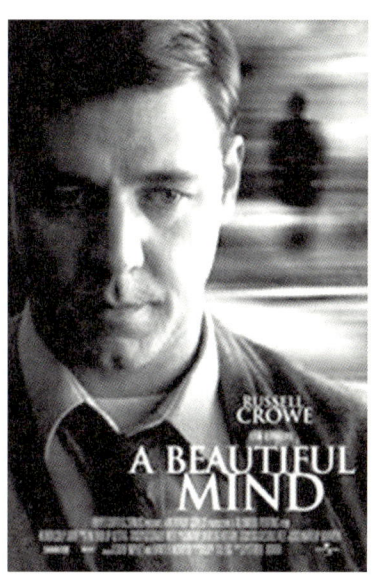

2002년 개봉된 하워드 론 감독, 러셀 크로우 주연의 『뷰티풀 마인드』라는 영화 마지막 장면입니다. 저도 매우 좋아하지만, 이 영화에는 관객들이 좋아할 요소가 많지요. 실존 인물인 노벨상 수상자 존 내시의 이야기이고, 그 천재가 심각한 정신질환인 조현병 정신분열병 을 앓고 있으며, 그것을 가족의 사랑으로 극복한다는 아주 미국적이고 흥행 친화적인 영화입니다. 영화는 조현병에서 나타나는 망상, 환각을 아주 실감나게 묘사합니다. 개인적으로는 마지막에 존 내시가 노벨상을 받은 후 나가면서 아내인 알리샤와 이야기를 나누는 위의 장면이 가장 인상 깊습니다. 대화 중 잠깐 말이 끊긴 순간, 내시는 멀리서 자신을 바라보는 사람들을 봅니다. 그와 인생을 같이 해왔던, 그러나 지금은 조용히 내시를 보며 작별하는 세 명의 인물은 사실 그가 만들어낸 환각입니다. 내성적이고 친구도 없던 그를 때때로 흥분시키고, 위로해주고, 지독히도 괴롭혔던 자신 속의 세 사람과 이제 헤어지는 것이겠지요. 저는 내시가 어떤 치료를 받았는지 잘 모릅니다. 다만 영화를 보고, 일반적인 환자 치료를 생각해 보면 아마 항정신병 약물을 복용했을 겁니다. 영화에서는 약물을 복용하면 환시나 망상이 사라지고, 약을 끊으면 다시 증상이 나타납니다. 인간이 보고, 생각하고, 행동하는 것이 단순한 화학물질에 의해 극단적으로 달라지는 이유는 뭘까요?

망상이나 환각을 겪는 환자가 주로 복용하는 항정신병 약물은 도파민 수용체를 차단합니다. 뇌를 도파민에 덜 노출시키는 거죠. 도파민이라는 화학물질은 정신에 어떤 영향을 미칠까요? 도파민이 뇌에서 하는 역할은 보상reward 과 강화reinforcement 입니다. 좋은 음식, 안락함, 섹스, 마약 등에서 즐거움과 아름다움을 느끼는 것은 바로 도파민 때문입니다. 이런 일이 실제로 일어나지 않더라도 기대만으로 도파민 분비가 증가되며, 도파민 분비가 증가되면 즐거움, 아름다움을 느낄 수 있습니다. 기대, 꿈, 행복, 쾌락이 모두 도파민의 분비와 관계가 있습니다. 뿐만 아니라 도파민은 동기부여 현저성 motivational salience 과 밀접한 연관이 있습니다.[1]

어떤 현상에 대해서 과도한 의미를 부여하는 현상입니다. 중립적, 사무적인 일도 도파민이 증가하면 뜨겁고 중요한 의미를 갖게 됩니다. 예를 들어 이성이 자기를 보고 웃어준다면 40대 회사원에게는 별일이 아니지만, 도파민이 폭포처럼 흘러나오는 십대에게는 중요한 뜨거운 의미가 될 수 있습니다. 특히 즐거움 쾌락 이라는 동기와 연결되면서 실현 가능하다고 생각되면 폭주 기관차처럼 변할 수 있는 것이지요. 청소년기를 질풍노도의 시기라고 하는 데, 그 질풍 속에는 황사가 아닌 도파민이 섞여 있는 겁니다. 물론 일상 속에서 도파민은 상황에 맞추어 활성화됩니다. 아무 때나 활성화되지는 않지요. 하지만 어떤 원인에 의해 상황에 맞지 않게 지속적으로 뇌에서 도파민이 활성화된다면, 어떤 일이 생길까요? 보통 환자들은 상당히 병이 진행되어 병원을 찾기에 처음 병이 시작될 때의 느낌을 잘 기억하지 못합니다.

참고문헌

1) Kapur S, Mizrahi R, Li M. From dopamine to salience to psychosis--linking biology, pharmacology and phenomenology of psychosis. Schizophr Res. 2005 Nov 1;79[1]:59-68.

하지만 아주 초기에 병원에 오거나, 그 증상을 기록한 사람들은 "갑자기 감각이 예민해졌어요", "지나가는 작은 것들이 다르게 느껴져요", "안 들리던 아주 섬세한 음악 소리가 들려요"라고 얘기합니다. 기도하다가 갑자기 세상이 완전히 다르게 느껴지거나 깨달음을 얻었다는 사람도 있지요. 물론 과학은 종교를 재단할 수 없기에 종교적인 것은 망상과 관련된 논의에서 제외하지만, 종교적 깨달음도 도파민 분비와 연관되었을 가능성이 있다고 생각하면 불경하다는 생각이 들기는 하네요. 살다 보면 보통 사람도 이런 경험을 할 때가 있지요. 이런 경험을 사업이나 예술로 승화하는 것도 간혹 봅니다. 문제는 부적절하게 지속될 경우입니다. 보통은 본인도 이런 증상이 당황스럽기 때문에 수개월, 혹은 수년간 혼자 고민하면서 해결해보려고 하지만 결과적으로는 치료를 미루고 방치한 셈이 됩니다. 환자는 망상이라는 이름으로 자신의 모순을 해결합니다. 그리고 스스로 어느 정도 정신적 안정을 찾습니다. 하지만 보호자들은 이때부터 한숨을 쉬기 시작합니다. 항정신병 약물은 도파민 수용체를 막아 도파민의 영향을 감소시킵니다. 약을 투여하면 도파민은 즉각 감소하지만 증상은 서서히 호전됩니다.

영화에서 보듯이 환자들은 약을 잘 안 먹으려고 합니다. 왜 그럴까요? 약을 먹으면 감각이 둔해집니다. 우울한 기분이 듭니다. 예술가는 영감이 안 떠오르고, 무당은 신기가 없어집니다. 내시도 수학 문제를 풀 수 없었지요. 그래서 감추고 안 먹습니다. 그러면 다시 증상이 찾아오지요. 항정신병 약물이 망상과 환각에 분명히 효과가 있기는 하지만 완전히 없애는 경우는 매우 드물다는 사실도 중요합니다. 환자의 상태, 환경의 변화에 따라 언제든지 증상이 재발할 수 있지요. 하지만 항정신병 약물은 현실 속에 있는 시간을 늘려주고 정서적인 안정을 통해 이를 바라볼 여유를 줍니다. 영화에서 암시하듯 내시는 인생이 끝나는 순간까지 이들을 떨칠 수 없을 겁니다. 2015년 내시는 교통사고로 사망합니다. 이제는 편안해졌기 바랍니다.

이런 증상은 치매, 특히 알츠하이머병 환자에서도 흔히 관찰됩니다. 항정신병 약물 복용 후 피해망상이 좋아진 알츠하이머병 치매 할머니에게 괴롭히던 사람 어디 갔냐고 물어보았습니다. "그건 헛것이야"라는 말을 기대했지만 할머니는 "어제 방에 와서 '할머니 그 동안 불편하게 해드려 죄송합니다. 제가 당분간 먼 지방으로 전근 가서 이제는 보기 힘들겠습니다.'고 했어!"라고 말합니다. 할머니 얼굴에서 언젠가 또 올 거라는 불안 기대감? 이 느껴집니다. 할머니에게는 이미 머릿속에 새겨진 지금까지의 사건들이 그냥 현실이겠지요.

저는 이렇게 작고 단순한 화학물질이 인간의 정신에 엄청난 영향을 미친다는 것이 너무 놀랍습니다. 숨쉬고, 마시고, 먹는 일상 속에서 단순하고 작은 물질들이 수없이 몸속에 들락날락하는데 이것들이 정신에 엄청난 영향을 줄 수 있다고 생각하니 불가에서 행하는 발우공양 鉢盂供養이 새롭게 보입니다.

　발우란 스님들의 그릇입니다. 국그릇, 밥그릇, 청수그릇, 찬그릇 네 가지로, 작은 그릇이 큰 그릇 안으로 들어갑니다. 행자가 청수물을 돌리면 그릇을 헹구는 것으로 식사를 시작합니다. 식사가 끝날 때도 남은 음식을 물로 헹구어 모두 먹은 후 청수물로 그릇을 헹구어 정리합니다. 자기 그릇은 자기만 쓰는 청결함과 모든 이가 공평하게 나누어 먹는다는 평등사상이 여기 담겨 있습니다. 쌀알 하나도 감사히 여기고 그것을 지어낸 이의 공덕을 헤아려 함부로 버리지 않습니다. 불가에서 먹는다는 건 단순히 배를 채우는 행위가 아니라 스스로 부처라고 생각하고 먹는 과정 하나하나를 부처님에게 공양하는 경건한 의식입니다.

　불자는 아니지만 작고 단순한 화학물질이 인간의 정신과 영혼에 영향을 미칠 수 있다고 생각하니, 몸속에 들어가는 밥 한 톨에도 겸손하게 예를 다하려고 합니다. 지금 저를 둘러싼 모든 것들이 결코 작지 않고, 미천하지 않으며, 가볍지 않은 부처님들이라고 생각하겠습니다.

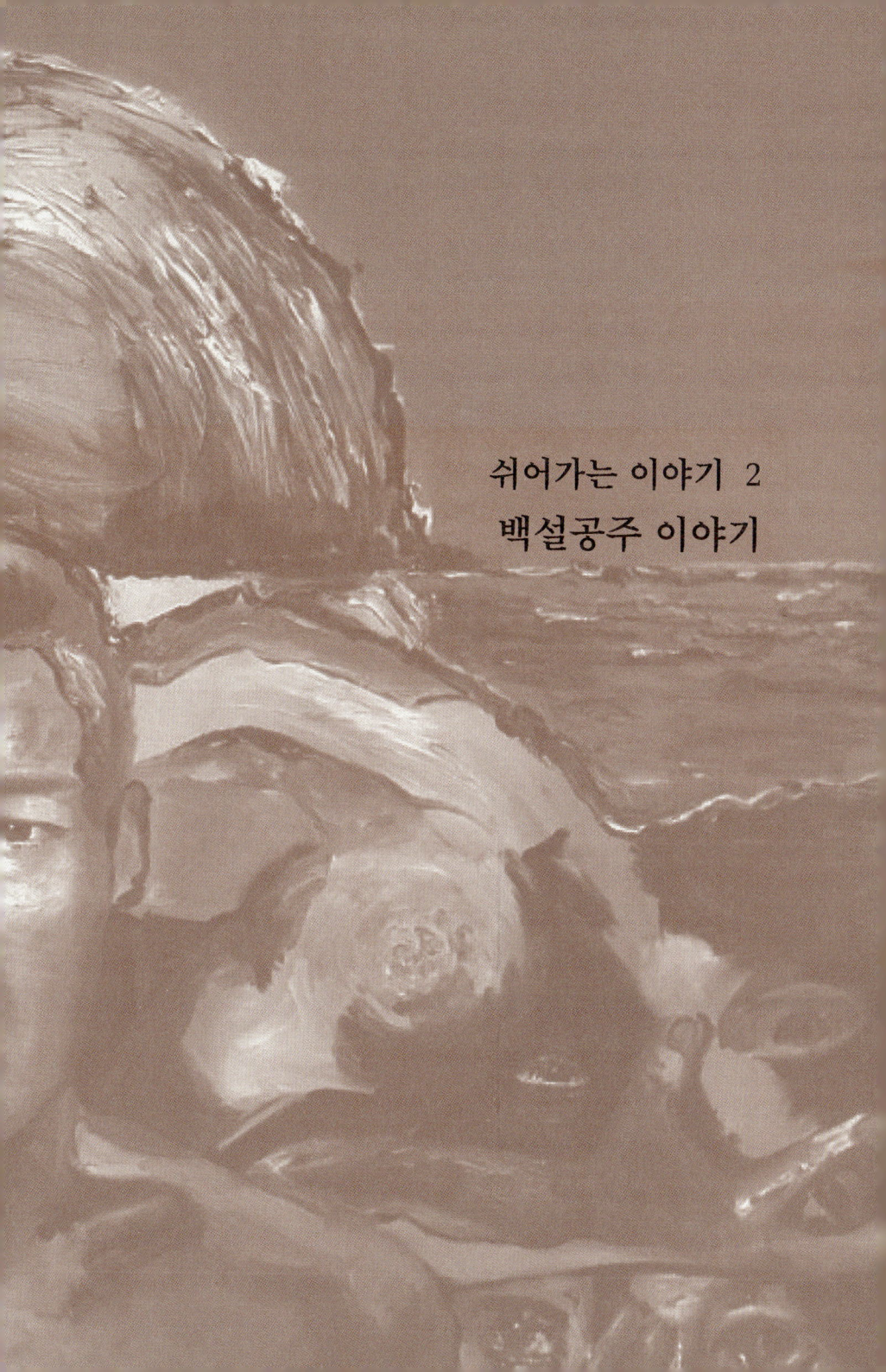

쉬어가는 이야기 2
백설공주 이야기

쉬어가는 이야기 2. 백설공주 이야기

"거울아, 거울아, 세상에서 누가 제일 아름답지?" "왕비님이시지요, 그러나 백설공주보다 아름다운 사람은 이 세상에 없답니다." 왕비는 그 말을 듣자마자 질투심에 눈이 멀었습니다.

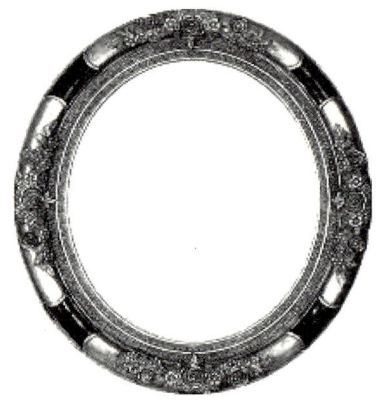

어렸을 때 보았던 백설공주 이야기의 한 장면입니다. 이 이야기를 처음 접할 때부터 가장 신비로운 것이 나쁜 왕비가 가지고 있던 거울입니다. 그 거울은 누가 왕비에게 주었을가요? 1729년 태어난 실존 인물로 백설공주의 모델이 된 소피 Maria Sophia Margaretha Catharina von Erthal의 이야기를 봅시다. 어머니가 죽고 소피의 아버지는 새로 결혼을 하게 됩니다. 이때 소피의 아버지가 새어머니에게 결혼 선물로 이 거울을 주었다고 합니다. 따라서 백설공주에게 가해진 학대는 왕비만의 악행이 아니고 남편의 묵인과 동조 하에 이루어졌다고 할 수가 있습니다. 이 거울은 당시에는 파격적으로 공명 기술을 사용하여 말을 할 수 있었다고 합니다. 그래서 말하는 거울 talking mirror 이라고도 합니다. 이게 과장이 되어 진실만 말하는 거울, 다시 마법의 거울이 된 것이지요.

혼자서 거울을 들여다본다는 건 자신의 욕망, 열망을 비추는 것입니다. 목동 나르시스는 자신의 모습과 사랑에 빠져 목숨을 잃지요. 재미있는 것은 이 거울 우측 구석에 "Amour propre" 자신에 대한 사랑 라고 쓰여 있었다는 사실입니다. 이 거울은 보는 사람을 비추어줄 뿐 아니라 거울이 보는 것도 말하지요. 지금까지 왕비는 본인이 생각하는 자신과 남이 평가해주는 자신이 일치했습니다. 그런데 백설공주가 나타나면서 정확하게 말하면 7살이 되면서 그것이 무너진 거지요. 이 모순된 상황에서 왕비가 할 수 있는 일은 거울을 깨거나 다른 사람의 평가를 무시 백설공주라는 존재를 없애는 것 자신의 위치에 집착 입니다. 거울을 깬다는 것은 자신에 대한 사랑을 깨는 것이기 때문에 결국 왕비는 백설공주를 살해할 수밖에 없지요.

여자에게 미모란 욕망이자 권력입니다. 이 이야기를 미모에서 권력으로 바꾸면 어떨까요? 거울은 자신의 권력 미모 을 비추고 평가해주는 것인데 어느 날 강력한 경쟁자가 나타납니다. 상대는 불과 7살의 젖비

린내 나는 소녀인데, 모든 남자들은 그녀에게 눈이 가지요. 미스코리아 출신이며 자존심 높았던 왕비는 자신의 권력이 다른 사람에게 가는 것을 용납하기 힘들지요. 아무것도 가지지 않은 어린 사람이, 어리다는 원초적인 장점을 가지고 도전하는데 어느 순간부터 만만치 않은 상대가 된 것입니다. 당혹감은 남편도 마찬가지지요. 흔히 부모의 사랑은 내리사랑이고 무조건 헌신적이라고 하지만, 사실 어느 정도 권력 싸움의 요소도 있습니다. 즉, 부모와 자식 간에는 일정한 이해 충돌이 있습니다. 세대 간의 갈등과 이에 따른 권력의 이동이 있을 수 있습니다. 그 과정이 순탄하면 노후에 서로 편안하게 살지만, 순탄하지 않으면 부모 자식 간에 비극이 생깁니다. 특히 치매 환자는 유병 기간이 길고, 경제적 손실이 크기 때문에 세대 간 권력이동이 순탄하지 않으면 노인학대나 방임으로 이어질 수 있습니다. 인정하기 싫지만 우리나라처럼 노후가 개인이나 가족에게 맡겨진 경우 심심치 않게 부딪치는 문제입니다.

백설공주가 왕궁을 접수하고 제일 먼저 한 일은 무엇일까요? 그것은 쫓겨난 왕비의 거울을 찾아 벽에 걸고 이렇게 말한 것이었습니다.

"거울아, 거울아, 세상에서 누가 제일 아름답지?"

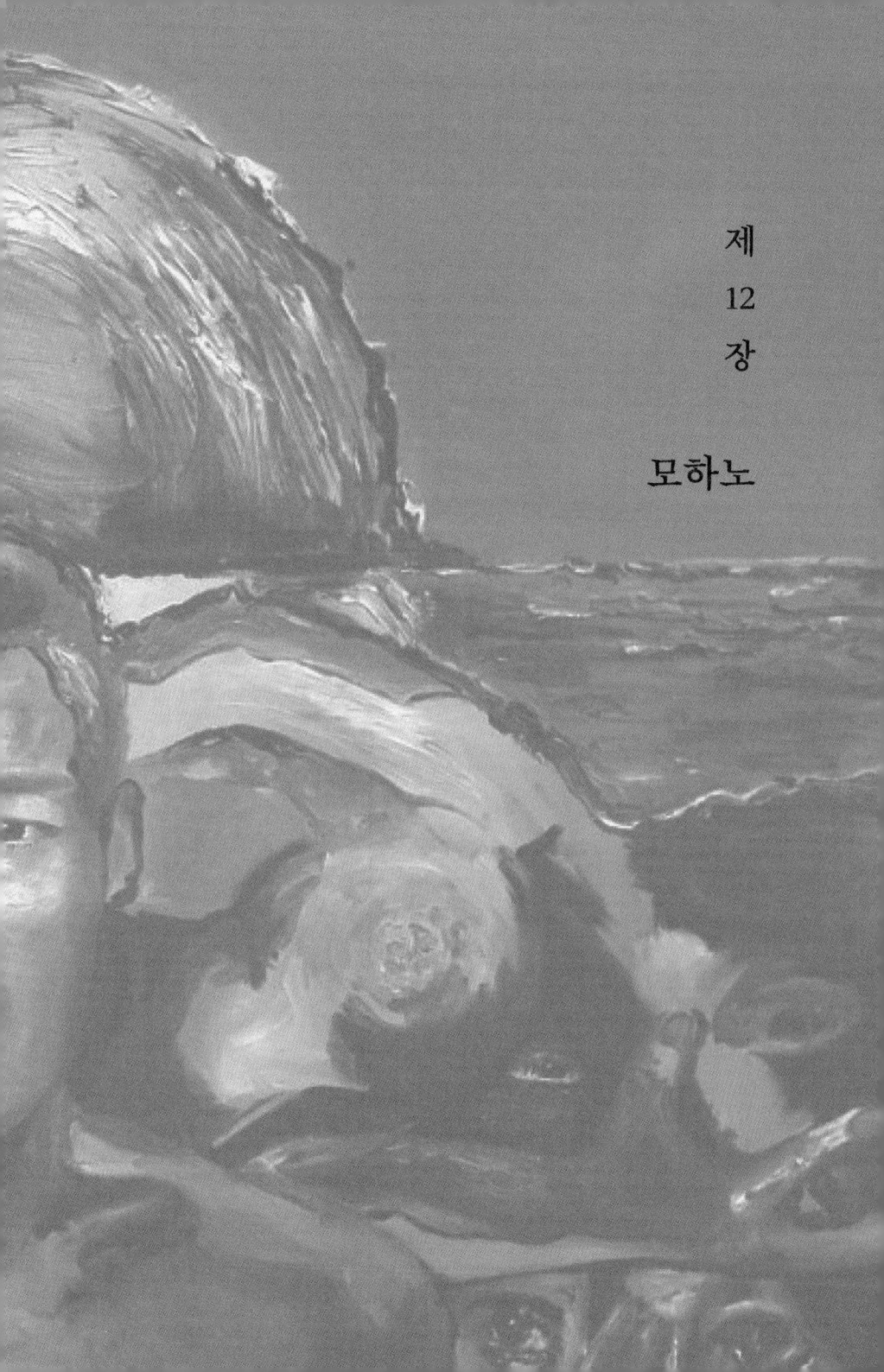

제 12 장

모하노

제 12장 모하노

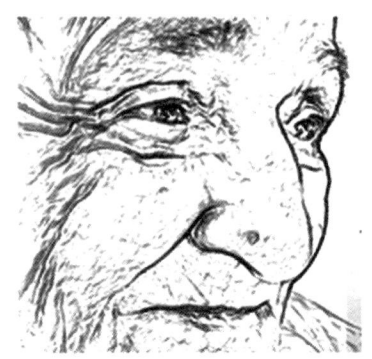

젊은이 "어르신 오늘 추석 아닙니까, 가족들 안 내려왔습니까?"

노인 " 가족 다 필요 없는 것이다, 명절이라고 가족들 다 모이면 모 하겠노, 그래 오래 간만에 소고기 사먹겠지, 소고기 사먹으면 모하나, 배도 부른데 화투 한번 치자고 하겠지, 화투치면 모하노, 내가 돈 다 따서 소고기 사 먹겠지, 소고기 사 먹으면 모하노 둘째 아들이 한판 더 치자고 하겠지…………"

젊은이 "어르신이 돈 다따가 소고기 사 먹겠지요"

노인 "아니 명절이라고 아들 돈 다 따면 어떡하나 미안해하면서 소고기 사 먹겠지"

이것은 몇 년 전에 유행하던 개그콘서트의 "어르신"이라는 코너 입니다. 제가 올해 초 정신과 전문의 연수 강좌에서 기질성 우울증에 대해서 강의할 기회가 있었습니다. 정신과 선생님은 모두 우울증에 관한 한 저보다 전문가 이기 때문에 매우 부담스러운 자리였습니다. 이 자리에서 이 동영상을 보면서 시작 했습니다.

증상 symptom 은 무엇이고 징후 sign 는 무엇일까요? 이것이 환자의 질병 진단이나 치료에는 무슨 의미가 있을까요? 증상은 환자 자신이 느끼는 것을 말하며 매우 주관적인 것입니다.

반면 징후는 의사를 포함한 제 삼자에 의하여 관찰되는 객관적인 것이지요. 예를 들어 천식 환자가 "숨차다" 라고 하는 것은 증상이며, 의사가 가슴에 청진기를 데고 "천명음"이 들린다고 차트에 기술하는 것은 징후이지요.

신경학적인 의미로는 증상은 병의 특성을 시사하며 징후는 이 병이 해부학적인 위치 뇌의 어느 부분에 병이 존재하는지를 시사 합니다. 예를 들어 환자가 우측 편마비가 왔다면 징후 아마도 뇌의 좌측 운동과 관련된 해부학적 위치에 병변이 있다는 것을 시사 하지요. 하지만 같은 우측 마비라도 환자가 서서히 진행한다고 느끼면 그 병변은 암과 같은 병일 가능성이 높고 빠르게 진행되었다면 혈관질환에 의한 뇌졸중의 가능성이 높겠지요.

즉 증상과 징후는 어느 한 가지를 소홀히 할 수 없는 환자를 볼 때 반드시 필요한 동전의 양면 같은 것 입니다.

역사적으로는 의사와 환자가 증상과 징후를 공유하며 같이 진단과 치료에 참여했다고 합니다. 1808년 환자의 가슴이나 복부를 타진 percussion 하는 기술이 개발되고, 이후 청진기술, 방사선 기술, 최근의 최첨단 영상기술까지 발달하면서 새롭고 정확한 징후들이 개발되면서 의사들은 점점 환자와의 대면에서 얻을 수 있는 증상에 대해 시간을 덜 할애하는 경향을 보입니다.

아마 여러분들은 큰 병원 가면 한번쯤 느끼는 것이 의사들이 점점 더 환자와 눈을 마주치지 않고 컴퓨터 모니터의 영상이나 검사를 보며 혼자 중얼거리는 것처럼 느껴질 때가 있을 것입니다. 저도 솔직히 고백하면 외래에서 환자 얼굴을 보면 누구인지 잘 모르겠는데, 환자의 MRI 사진을 보면 기억이 아주 잘 나는 경우가 많습니다. 이것은 증상이 환자 진단이나 치료에 중요하지 않다는 것이 절대 아닙니다.

그럼에도 불구하고 점점 더 의사는 첨단 기술에 의한 징후에 더 의존한다는 것이지요. 하지만 아무리 진단 기계나 기술이 발달해도 진단이나 치료에 증상이 여전히 중요한 의료분야가 있습니다. 바로 정신의학 분야이지요. 이것은 이 병의 특성상 주관적인 것을 다루기 때문입니다. 예를 들어 사람이 우울하다는 것은 기본적으로 주관적인 것입니다. 아직까지는 뇌영상이나 다른 검사를 통하여 우울하다는 것을 정확하게 관측하기가 어렵지요. 그렇지만 의사들은 객관적인 것을 좋아하기 때문에 이런 증상을 징후로 바꾸는 작업을 합니다. 즉 환자의 주관적인 증상을 정신척도 질문지 psychometry scale를 이용하여 징후화 합니다.

그런데 이 질문지는 환자에게 직접 본인의 생각을 물어보아 확인하는 방법과 그 환자를 잘 아는 사람 주로 가족에게 그 사람의 행동을 질문하는 방법이 있습니다. 예를 들어 이 질문지에 환자가 직접 우울하다, 죽고 싶다 등을 기술할 수도 있고 가족 등 제 삼자에게 질문하여 환자가 우울해 보이는지, 죽고 싶다고 말 한적 있는지 등을 기술할 수 있습니다.

또한 이 내용을 점수화하기도 합니다. 전자를 주관적인 평가 도구라고 하고 후자를 객관적인 평가 도구라고 합니다. 이 두 가지 척도는 한 가지 현상을 보는 다른 관점인데 젊은 나이에 발병하는 전형적인 우울증의 경우에는 주관적인 우울증 척도와 객관적인 우울증 척도가 잘 일치합니다. 우울증은 알츠하이머병 치매에서 가장 많이 동반되는 신경심리 증상인데, 흥미롭게 알츠하이머병에서 보이는 우울증의 경우에는 젊은 사람에게서 발병하는 우울증과 달리 이 둘이 잘 일치하지 않습니다.[1] 그 둘 사이가 일치율은 10-30%로 매우 낮습니다. 보통 젊은 나이에 발병하는 전형적인 우울증의 경우에는 이 두 방법 사이의 일치율이 70-80% 일치하는 것과 비교하면 매우 낮은 것을 알 수가 있습니다. 쉽게 말하면 환자는 우울하다고 하는데 가족들이 보기에는 얼굴이 밝고, 또 어떤 경우에는 반대로 환자 보호자가 보기에는 바로 자살이라도 할 것 같이 우울해 보이는데 실지 물어 보면 전혀 우울하지 않다고 이야기 합니다.

위에서 언급한 개그콘서트 어르신 코너에서 노인의 얼굴이나 말을 보면, 감정의 변화나 표정이 없는 것을 알 수 있습니다. 이것은 우울증의 가장 중요한 증상인 매사에 흥미가 없는 것을 시사 합니다. 그리고 말의 강약도 일정하고 그 내용도 비약하거나 돌아가는 것을 볼 수가 있습니다. 또한 할아버지의 행동을 관찰하면 징후 머리에 진전도 보이고 동작도 느린 것으로 보아 파킨슨병과 같은 운동 장애도 있을 가능성이 있지요. 만약 이 노인이 여기 코너에서 보여주는 증상 외에 다른

참고문헌
1) Kwak YT, Yang Y, Pyo SJ, Koo MS. Clinical characteristics according to depression screening tools in patients with Alzheimer's disease: View from self, caregiver-reported and drug-intervention pattern. Geriatr Gerontol Int. 2014 Jul;14 3 :660-6an 26;4:3.

부가적인 증상 예를 들어 불면, 성기능 장애 등이나 징후가 있다면 DSM V 우울증 진단 기준에 따라서 주요 우울증으로 진단할 수도 있습니다.

하지만 왠지 우리가 알고 있는 우울증과는 다른 것 같지 않나요? 즉 우울증의 또 다른 특징인 우울한 느낌 혹은 슬픔이라는 감정이 보이지 않지요. 하지만 현재 사용되는 정신과의 주요 우울증 진단 기준에서는 위의 노인이나 방구석에 꼼짝 않고 머리를 숙이고 죽을 상을 하고 있는 젊은 우울증 환자 이 둘을 같은 질환으로 봅니다. 무엇인가 모순이 있어 보이지요.

저는 오늘 아침에도 출근하기 위하여 와이셔츠를 입고, 넥타이 매고, 그리고는 지긋이 거울을 쳐다봅니다. 마치 나르시스가 연못에 자신의 모습을 보듯이, 찬찬히 처다 보면서 자신의 모습에 감탄하듯이 말입니다. 그런데 집사람은 빨리 출근하라고 재촉합니다. 저를 밀어내는 저의 집사람 눈은 TV에 출연하고 있는 멋진 배우에 꽂혀 있네요. 찬찬히 집사람의 눈을 보니 초점은 그 배우 얼굴에, 눈 바깥쪽에는 간신히 제 얼굴이 걸쳐 있습니다. 제가 생각하는 제 모습이 맞는지 TV를 보고 있는 집사람의 눈 끝에 아슬아슬하게 걸려 있는 제 모습이 맞는지 잘 모르겠습니다. 과연 진실은 어느 쪽에 있을까요?

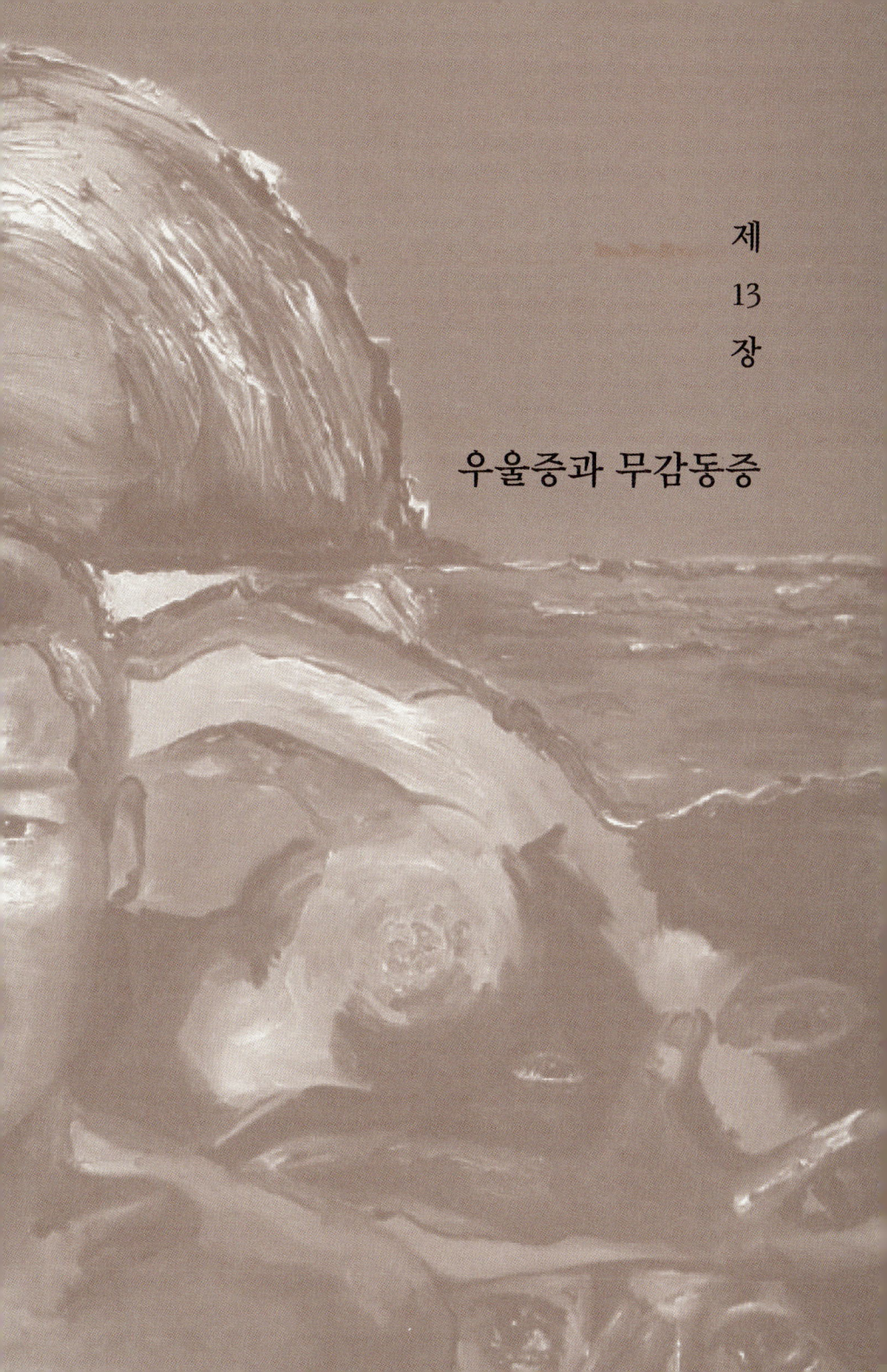

제 13 장

우울증과 무감동증

제 13장 우울증과 무감동증

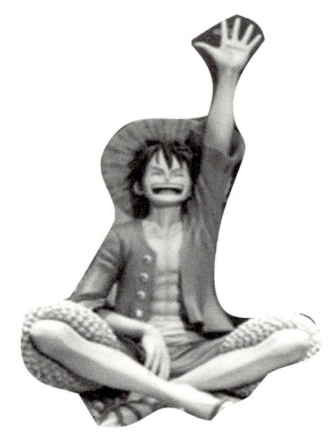

"사람이 언제 죽는다고 생각하나?
심장 깊숙이 총알이 박혔을 때? 천만에.
불치의 병에 걸렸을 때? 천만에.
독버섯이 든 스프를 마셨을 때? 천만에!!!
사람들에게서 잊혀 졌을 때다…!!!"

-by Dr 히루루크 만화 원피스에서

현대 정신의학에서 우울증은 매우 중요한 위치를 차지합니다. 아마도 여러분은 한번쯤 매스컴에서 우울증과 자살에 대해서 캠페인 하는 것을 들어 보았을 것입니다. 그러나 무감동증에 대해서는 별로 익숙하지 않습니다. 무감동증의 정의는 인지장애, 정서적 장애, 의식의 이상 등의 원인이 없이 일상생활 혹은 어떤 대상에 대한 관심, 근심, 동기부여가 없고 목표한 것을 성취하려는 행동이 없는 것을 말합니다. 우울증의 증상은 여러 가지가 있지만 핵심 증상은 일상생활에 관심이 없거나 lack of interest, 우울한 슬픈 감정 입니다. 즉 무감동증과 우울증의 가장 중요한 진단 기준이 "관심이 없는 것"인데 이 두 증상은 중요한 진단 기준이 일치합니다. 그 외에도 무감동증과 우울증은 많은 증상 들이 비슷하게 나타납니다. 만약 우울증에서 관심이 없는 것 보다는 우울한 기분이 주요 증상인 경우에는 이 둘을 구분하기 어렵지 않지만 "관심이 없는 것"이 주요 증상인 경우라면 이 두 증상을 감별하기 어려울 수가 있습니다.

그래도 젊은 사람은 우울증이 관심이 없는 증상이 주증상으로 나타나더라도 끈질긴 면담으로 아니면 약간의 시간을 두고 추적하면 그 안에 숨어 있는 정서적인 것 우울하거나 슬픈 것을 발견할 수가 있습니다. 하지만 이러한 무관심이 알츠하이머병 치매를 앓고 있는 노인 환자들에게 나타난다면 이 두 증상의 감별이 매우 어려워 질 수가 있습니다. 일단 치매를 가진 노인 환자들은 기억력이나 언어능력이 초기부터 감소하기 때문에 자기의 감정에 대한 정보를 제삼자에게 정확하게 전달하기 어렵습니다. 그 외에 우울증이나 무감동증에서 나타나는 신

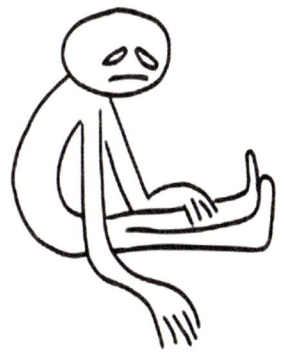

체증상은 이 증상이 없는 노인 치매 환자에서도 흔히 나타나는 증상입니다 예를 들어 젊은 사람에게는 치명적인 성기능 장애, 수면장애 등은 우울증이나 무감동증이 없더라도 흔히 보이는 증상이지요.

분명히 둘 사이에는 어떤 병태생리적 차이는 있는 것 같습니다. 예를 들어 우울증 환자에서 항우울제를 사용 후 우울증과 다른 무감동증이 생긴 경우도 있으며[1], 전형적인 우울증 증상을 보이는 환자와 무감동증 환자는 치료약이 다르고, 영상 검사에서도 차이를 보이는 경우가 많이 있습니다. 뿐만 아니라 같은 우울증이라도 알츠하이머병 치매 환자에서 나타나는 우울증은 일반 젊은 사람에 비해 임상적으로 미묘한 차이가 있고, 항우울제 치료 효과가 젊은 사람에 비해 크지 않습니다.[2]

우리는 여기에서 무감동증과 우울증, 그리고 같은 우울증이라도 젊어서 발병하는 경우와 나이가 들어서 발병하는 경우는 어떤 차이가 있지 않을까 병태생리가 다른 하고 생각해봅니다. 그 경계는 뚜렷하지 않지만 분명히 어느 정도 구분이 되는 것이 있습니다. 그리고 임상적으

참고문헌
1) Barnhart WJ, Makela EH, Latocha MJ. SSRI-inducedapathysyndrome: a clinical review. J Psychiatr Pract . 2004 May;10 3 :196-9.
2) 알츠하이머병에서 우울증. 곽용태, 양영순, 구민성. Dementia and Neurocognitive Disorders 2014; 13: 27 - 36

로구분이 되지 않는 경우 뇌영상과 같은 검사에 의해 도움을 받을 수 있는 것도 있습니다. 하지만 아무리 보아도 잘 모르는 부분이 있을 수 있는데 그러면 조심스럽게 더듬어 가며 이것이 무엇인지 접근해야 하며 시간을 두고 그 경과를 관찰해야 되는 경우도 많이 있습니다.

하지만 좀 더 근본적인 것을 하나 짚고 넘어 가야 할 것이 있습니다. 과연 사람의 희로애락은 어디에서 오는 것이고 어떻게 진행되며 죽는 순간까지 비슷할까 하는 질문 말입니다. 다시 말하면 젊은 사람과 노인은 양적으로나 질적으로 같은 감정을 보일까 하는 의문입니다. 일전에 소개한 개그콘서트 "소고기 코너"에서 "소고기 먹으면 모하노…." 하는 말이 우울증의 주요 증상인 무관심의 표현일까요? 절 뒷방에 앉으셔서 수도하시는 노스님이 "인생은 다 덧없는 것"이라고 이야기 하면 이를 우울증으로 보아야 할까요, 아니면 다른 무엇으로 볼까요?

사람은 나이가 들면 자연스럽게 기억력이 떨어집니다. 하지만 나이가 들면 현재 살고 있는 세상보다는 그 뒤에 관심을 가지고 자연스럽게 세상일에 거리를 두려고 하는 경향도 보입니다. 그 거리에는 정서적인 것도 있습니다. 하지만 우리는 정서적 노화에 대해서는 아는 것이 없습니다. 정서적 노화가 좋다 나쁘다 의 이야기가 아니고 과연 그

것이 정말로 존재할까, 만약 나타난다면 언제 어떻게 나타날까 하는 생각을 해볼 필요가 있습니다.

정신 분석학자로 출발하여 심리사회적발달이론을 개발한 에릭슨 부부는 인간의 심리적 발달을 사회적인 틀 안에서 이해하려고 했습니다. 그들은 이것을 이해하기 위하여 다른 사회발달이론가들과 마찬가지로 열심히 다른 사람을 관찰하고 연구했습니다. 하지만 이 틀을 점차 성인, 그리고 노년으로 확대하면서 남들의 문제가 아닌 자신의 문제로 직면하게 됩니다. 그리고 그들은 절벽 앞에 서 있는 그리고 무대에서 마지막 대사를 하고 있는 자신들의 감정적인 모습도 보게 됩니다. 다음 칼럼에서는 심리적 발달 단계 마지막에 나타나는 심리적 노화에 대한 이야기를 연결해보겠습니다.

첫 장면은 일본애니메이션인 원피스에 나오는 히루루크라는 의사가 한 말입니다. 이 말에서 인간이 다른 사람에게 관심을 받는다는 것이 얼마나 중요한지를 보여줍니다. 그러면 여기서 문제 하나 내겠습니다. 다른 모든 사람이 나에게 무관심 무감동 하면 나에게는 죽음과 같은 의미인데 반대로 만약 제가 다른 모든 사람에게 무관심 무감동 하면 그것은 나에게 어떤 의미이겠습니까?

제 14 장

늙으면 죽어야지, 그런데 말입니다.

제 14장 늙으면 죽어야지, 그런데 말입니다

노인들이 흔히 하는 이야기 중에 "늙으면 죽어야지"라는 말이 있습니다.

이 문장을 분석하면, 1 늙으면 2. 죽어야지 로 분석할 수가 있는데, 늙으면 이란 말은 **1**가정법으로 지금은 아니지만 상황이 되면 으로 해석될 수도 있고, **2**가정법이 아닌 이미 난 늙었어 라는 현 상황에 대한 판단, 한탄 내지는 자조적인 감정이 섞여 있는 상태를 말할 수도 있습니다. 죽어야지 라는 말은 **1**죽어야 한다는 당위성 내지는 의지 **2**죽기 싫으니 누가 나 좀 돌보아줘 **3**내가 스스로 죽을 수는 없으니 이세상 안 보이는 곳으로 간다 등으로 해석할 수 있습니다.

그러면 문제 하나 내 보겠습니다. "늙으면 죽어야지…" 이 뜻은 다음 중 무엇일가요?

1. 지금은 아니지만 늙으면 나중에 구차하게 살지 말고 꼭 죽어 야지

   난 전혀 안 늙었다. 나보다 늙은 사람은 빨리 죽어야 한다.

   나는 절대 안 죽고 영원히 건강하게 살거야. 지금은 아니라니까……아자, 아자)

2. 지금은 아니고 늙으면 힘드니까 나중에 잘 돌보아줘

   아들아 용돈 주는 것 잊지 말고, 대통령은 노령연금 꼭 챙겨주고)

3. 지금은 아니지만 늙으면 난 혼자 어디서 처박혀 살 테니까 나 찾지마

   대신에 유산이나 이런 거 없다, 각자 살자

4. 난 이미 늙고 힘들고 병들었고 아파 죽겠다

   살기 싫다. 빨리 죽어야겠다. 잡지마라)

5. 나 너무 힘들다.제발 나 좀 돌 봐줘

   나 죽기 싫으니까 나 좀 신경 써줘라, 용돈도 좀 많이 주고, 난 120살까지 살아야 돼

6. 이미 시간이 다가왔고, 이제는 떠날 때이니 그냥 이대로 나를 놓아주어라

   이제 왔던 데로 돌아간다. 잘 있어라 잡것들아....

   세상과는 떨어진다, 조상 혹은 하나님과 같이 살겠다.)

말을 좀 거칠게 써 봤는데 어떤 것이 진실인지는 저도 잘 모르겠습니다. 저 예문에 없는 다른 상황도 있겠지요. 생각보다 다양한 의미가 있을 것으로 생각합니다. 다음 이야기를 풀어가면서 이 말이 무슨 의미일까 다시 생각해 보겠습니다.

1902년 3월 덴마크 코펜하겐에서 독일 프랑크푸르트로 가는 마차를 탄 카를라 Karla 는 착잡한 마음으로 자신의 배를 만지고 있습니다. 그녀의 머리는 남편과 오래된 불화, 낯선 사람과의 하루 밤, 그리고 예기치 못한 생명 등 일련의 사건에 대한 생각으로 복잡했습니다. 고향에서는 살 수가 없 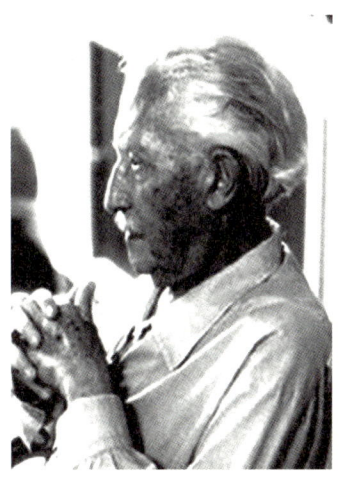 게 된 그녀는 친구가 있는 이 도시로 황급히 도피 했고 그해 6월 사내 아이를 출산하게 됩니다. 이후 그녀는 그곳에서 새로운 사람을 만나 재혼을 했고 그 아이는 재혼한 남편의 호적에 올렸습니다. 물론 이 아이에게는 이 사실을 비밀로 했습니다.

하지만 결국 이 아이는 사실을 알게 되었고 평생 자신이 누구인가 ego, 자아에 대한 의문과 방황을 했습니다. 그가 바로 지금 이야기할 에릭 에릭슨 Erik Erickson 입니다.

의과대학으로 진학하라는 양부의 권유에도 불구하고 에릭 에릭슨은 예술대학으로 입학합니다. 하지만 공부에 뜻이 없는 그는 학업 대신 유럽의 여러 나라를 떠돌며 방황합니다. 그는 오랜 방황 끝에 비엔

나에서 우연히 프로이드 딸인 안나 프로이드 Anna Freud 를 만나게 됩니다. 인생이 전환 되는 순간이었습니다. 에릭슨은 안나의 권유와 도움으로 비엔나에서 정신분석을 공부하게 되고 부인이자 연구 동료인 조안 Joan Erikson 을 만나게 됩니다. 이후 유럽은 독일 나치의 팽창으로 급속히 정세가 불안해졌고 유태인의 피를 가진 에릭슨은 미국으로 건너가게 됩니다. 그는 이곳에서 안나의 도움으로 직장도 구하고 일생일대의 연구를 시작하게 됩니다.

에릭슨은 뼛속까지 프로이드의 제자 이었지만 프로이드가 주로 성인의 개인적 성적 갈등에만 초점을 맞춘 것에 비해 그는 아이들의 자아성장에 개인적 욕망이 아닌 사회적 환경이 어떤 영향을 미치며 상호작용 하는지 알고자 했습니다.

사실 프로이드는 성인에게만 관심이 있었지 아동이나 노인에 대해서는 관심을 보이지 않았습니다. 다만 아이들의 경우에는 성인에서 생기는 문제를 아는 방법으로서 일부 관심을 가지는 정도였지요.

그에 비해 중년 이후 노령기에 대해서 프로이드는 거의 관심이 없었습니다 정신분석학적으로는 이 연령대는 자아가 굳어져 치료적으로 해줄 여지가 없다고 생각했지요.

처음 에릭슨이 연구할 때는 프로이드의 이론을 단순히 보완하는 정도의 연구였습니다. 하지만 에릭슨의 아동기 자아 발달 과정 연구가 깊어지면서 자아 발달이 아동에서만 있고 아동기에 모든 것이 완성되는 것이 아니라 신체적 발달이 끝난 성인기 이후에도 지속적 계단식으로 성장한다고 생각하게 되었습니다. 즉 연구 초기에는 에릭슨은 자아란 성인기까지 주요 발달이 끝나고 그 이후에는 큰 변화는 없다고 생각했으나 연구가 진행됨에 따라서 자아는 평생 성장해 간다는 개념으로 확장하게 됩니다.

에릭슨은 사람에 있어 자아 발달은 8개의 단계를 거친다고 생각했으며 65세부터 시작하는 자아통정 대 절망감 ego integrity vs despair 를 마지막으로 자아 발달 과정이 끝난다고 생각했습니다 Life cycle completed, 1987 [1] 하지만 문제는 에릭슨이 상당히 오래 살았다는 것입니다. 그것도 치매와 암으로 투병생활을 하면서 93세 사망. 즉 65세에서 끝날 것 같았던 인생이 상당히 많은 시간을 그에게 보너스로 준 것이지요.

지금까지 에릭과 조안에릭슨의 타인을 대상으로 한 객관적인 연구와 쉽게 말하면 남의 이야기 달리 실지로 자신들이 80세가 넘어서 직접 경

참고문헌
1) The Life Cycle Completed with J.M. Erikson, 1987

험해 보니 65세 이상에도 많은 일들이 벌어지고 또 이전의 정형화된 8단계로서는 인간 전체의 삶을 조망할 수 없다고 생각하게 됩니다.

이런 실존적인 경험 후 이들은 인생은 8단계로는 완전하지 못하다고 생각했으며 결국 에릭슨이 죽은 후 그의 아내는 1997년 "Life cycle completed" extended version 에 9번째 단계를 추가하고 그녀도 그해 사망하게 됩니다. 말년에 에릭 에릭슨이 치매와 암으로 거의 활동하기 힘들었던 것으로 보아 마지막 9번째 단계이론은 조안에릭슨의 역할이 컸을 것으로 생각됩니다.

이것이 80세 이상에서 인간이 직면하고 해결해야 하는 희망 대 절망 hope vs despair 입니다. 에릭슨은 9번째 단계도 이전의 발달 단계에 맞춘 전형화된 도식을 제시하지만 그 내용을 보면 이전의 갈등 속에서 한 단계씩 위로 성장해가는 도식은 인생의 마지막 단계에서 무의미하다고 생각했습니다.

마지막 단계에서 에릭이나 조안에릭슨이 생각한 것은 갈등과 이를 통한 자아의 상승 보다는 인생 마지막에 맞이해야 하는 노년초월 gerotranscendence 입니다. 성공적인 인생을 살았다고 생각했던 그들도 인생 말년에 실존론적으로 나타나는 개인적인 고통, 불안, 우울을 겪으면서 그런 삶의 마지막 정점, 절벽 앞에선 자신을 경험한 것입니다.

이후 이들이 그 정점 위에서 본 것은 갈등 속에서 위로 올라가는 직선적이고 발달적이라는 단계가 아니라 그들이 평생 동안 연구했던 그 발달 단계를 역순으로 진행되어 간다는 사실입니다.

결국 에릭 에릭슨이던 조안 에릭슨이던 삶의 마지막 단계에서 해야 하는 일은 갓 태어난 아이가 넘어가야 했던 trust vs mistrust ^{신뢰감대 불신감} 이었습니다.

이 대가들의 일생을 바라보며 또 최근의 많은 연구들을 통하여 우리의 인지 뿐 아니라 우리의 감정이나 정서 역시 나이가 들어감에 따라서 큰 변화를 겪게 되는 것을 알 수 있습니다. 우리는 대부분 인간에 대한 생각을 젊은 사람들 위주로 생각하고 병을 만들고 있지요.

그런데 이런 큰 인생을 놓고 본다면 가끔 보이는 우리 할아버지의 "늙으면 죽어야지"를 단순하게 해석할 수 없을 것 같습니다. 즉 노인에 있어서는 정서적인 disengagement ^{분리} 혹은 gerotrancedence ^{노년초월}가 분명히 존재합니다.

이런 복잡한 심리 정서적 노화를 알지 못하고 기존에 가지고 있는 틀 안에 밀어 넣으면, 우울증 검사 때 왜 행동과 말이 노인에게는 일치하지 않는지 이해하기 어렵습니다.

마지막으로 제가 아주 재미있게 보았던 인생을 거꾸로 살았던 인간의 이야기 스콧피츠제럴드 단편집 "The Curious Case of Benjamin Button" 의 마지막 문장을 소개하고 끝내겠습니다. 2008년 작 "벤자민버튼의 시간은 거꾸로 간다"로 영화화 된 바가 있습니다, 제가 번역하면 오해할 수 있어 구글 번역했고 아주 약간만 수정했습니다, 항의 사절입니다.

Then it was all dark, and his white crib and the dim faces that moved above him, and the warm sweet aroma of the milk, faded out altogether from his mind. 그때 그것은 모두 어두웠습니다. 그리고 그 위에 움직이는 그의 하얀 침대와 희미한 얼굴들, 그리고 우유의 따뜻한 달콤한 향기는 그의 생각에서 서서히 사라져 갑니다

제 15 장

이혼합시다, 아니 해혼 합시다

제 15장 이혼합시다, 아니 해혼[?]합시다.

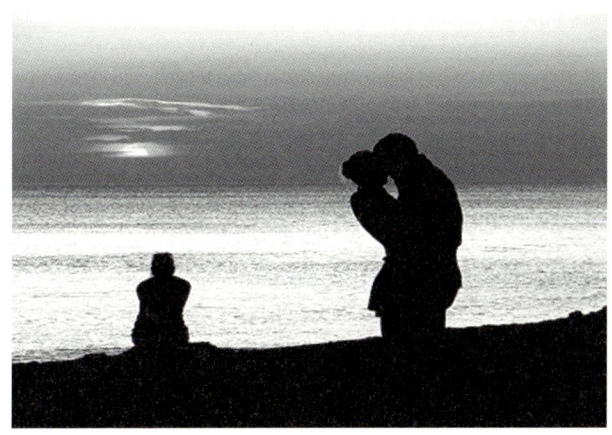

20년 이상 산 부부의 이혼율이 신혼부부보다 높다는 통계가 나왔다. 일본에서는 졸혼 卒婚, 소츠콘 이라는 헤어짐이 유행이다. 광의의 황혼 이혼으로 볼 수 있다. 하지만 졸혼은 이혼이 아니므로 가족공동체를 유지하는 데는 문제가 없다. 가족들에게 미안한 마음을 갖지 않는 것도 장점이다.

--2017년 2월 16일 금강일보 기사 중--

최근 방송을 타면서 졸혼에 대한 관심이 늘어납니다. 결혼을 졸업한다는 의미의 '졸혼'은 일본에서 만든 말입니다. 어떤 일을 우회적으로 표현하기 좋아하는 일본 사람다운 표현입니다. 한국의 정서로는 '그게 이혼과 뭐가, 어떻게 다를까'하는 생각도 듭니다. 하지만 한국도 많이 개인화되었지요. 가족, 사회, 국가보다 "나" 라는 개념이 점점 더 큰 가치를 가지는 사회가 되었습니다. 예전에도 부부 사이가 좋지 않으면 한집에서 각방 살면서 따로 취미를 가지고 서로 간섭하지 않는 경우가 많았고, 이를 별거라고 표현했던 것 같습니다. 졸혼이라는 사회적 명칭은 본인 스스로 결혼의 의무로부터 해방되고, 개인의 권리를 주장하려는 욕망의 표현인 것 같습니다.

인도에 가면 타지마할이 있습니다. 무굴 황제 타자한이 왕비를 사랑한 나머지 죽은 후에도 영원히 같이 있고 싶어 만든 무덤, 아니 궁전입니다. 하지만 인도에는 해혼解婚이라는 풍속도 있습니다. 브라만 계층에서 사람을 묶는結 결혼을 하여 아이를 낳고 잘 키워서 자식들이 결혼하게 되면, 묶였던 결혼을 푸는解 해혼을 합니다. 간디도 37세 때 부인과 정식으로 해혼식을 했습니다. 브라만 남자는 해혼 후 대부분 숲으로 들어가 수행을 한다고 합니다. 한 인간으로서 존재 의미를 찾는 것이지요. 부부가 영원히 같이 하겠다는 사람도 있고, 때가 되면 해

解 하겠다는 사람도 있는 것이 인생인 것 같습니다.

2차 대전에서 승리한 미국은 전후 경제적 풍요를 만끽합니다. 노인 인구가 폭발적으로 늘었고, 노년의 사회행동심리 현상에 대한 관심이 높아졌습니다. 시카고 대학을 중심으로 캔자스 지역에서 40-85세를 대상으로 이에 대한 연구가 진행되었습니다. 헨리는 심리학자로 이 프로젝트에 참여했고, 1961년 커밍스 Cummings 와 공동으로 연구 결과를 『늙어감 Growing Old [1]』이란 책으로 발표했습니다.

그들은 책에서 분리이론 disengagement theory 을 주장하며 노인에 대한 9가지 기본 공준 postulate 을 제시했습니다. "노인은 젊은이에 비해 건강이 약화되고 죽음을 맞게 될 확률이 높기 때문에 개인의 입장에서 최적의 만족과 사회체계의 입장에서의 중단 없는 지속성을 위하여 노인과 사회는 상호 분리되기를 원한다. 이러한 분리는 정상적이고 피할 수 없는 것이다. 분리는 크게 사회적 분리와 개인적 분리로 구분된다. 즉 노화는 필연적인 것이고 노인과 사회 간에 상호분리 withdrawal, disengagement 는 자연스러운 것이다." 노인에게는 노인만의 독특한 특징이 있으니 일반적인 관점으로 보지 말라는 뜻입니다.

참고문헌

[1] Cummings, E., & Henry, W. 1961. Growing old: The process of disengagement. New York: Basic Books.

선거한다고 불러 대지 말고, 가족과 화목하라고 강요하지 말고, 동네 노인정에 꼭 가야한다고 채근하지 말고, 자꾸 헬스장에서 운동하라고 윽박지르지 말고, 노인을 모르면 그냥 내버려두라?는 것입니다.

여기서 분리는 수동적인 사회적 소외가 아닙니다. 분리는 자연적인 것이며 이를 통해 내면을 성찰할 시간을 주자는 것입니다. 분리이론은 사회학자들이 연구를 통해 만든 최초의 사회적 노화이론입니다. 처음 발표되었을 때는 노화의 거대이론 grand theory 으로 많은 관심을 받았습니다. 하지만 논리성, 조작성, 경험성, 실용성에 대한 수많은 비난 끝에 명맥이 끊기고 말았습니다. 관련된 학자들은 뿔뿔이 흩어졌고, 의미 있는 후속 연구가 이루어지지 않았습니다. 저자들은 '분리'라는 용어를 부정적으로 기술하지 않았지만, 알게 모르게 부정적인 의미로 각인되고 말았습니다. 지금도 그런 것 같습니다.

톤스탐 Tornstam 은 이렇게 부정적인 관념을 의식해서 분리이론에 불교의 선禪 사상, 펙Peck의 중노년기 발달이론 등을 가미하여 노년초월 gero transcendence 이라는 노인 심리이론을 재창조했습니다.[2] 저는 환자나 보호자를 진료할 때 분리나 노년초월 측면을 봅니다. 즉, 세상

참고문헌
2) Tornstam, L. 2005. Gerotranscendence-A Developmental Theory of Positive Aging. New York: Springer Ppublisihing company

범사에 대한 초월입니다. 이게 심해지면 가족들이 우울증 생겼다고 걱정하는데, 사실 초월적 사고를 가진 환자에게는 정서적 동요가 보이지 않습니다.

제게는 분리이론이나 노년초월 이론이 상당히 매력적으로 보입니다. 그런데 왜 냉대를 받았을까요? 첫째, 당시는 지금보다 수명이 짧아서 이 이론이 적용되지 않는 노인이 많았고, 두 번째로는 사회적 실용성 때문이라고 생각합니다. "그래, 노인은 우리와 다르고 그냥 내버려 두면 돼."라고 생각한다면 수많은 의사, 물리치료사, 그리고 관련 산업에 엄청난 문제가 생기겠지요. 사람과 사회는 논리적인 것을 수용하기도 하지만, 수용하기 때문에 논리적이 되기도 하지요. 이 이론은 그때나 지금이나 사회적으로 수용할 수 없는 부분이 분명 존재합니다. 개인적으로 궁금한 것은 분리나 노년초월을 생물학적으로 해석할 수 있을까 하는 점입니다. 저는 일부 생물학적인 증거도 있다고 생각합니다. 이 이야기는 기회가 되면 다시 하겠습니다.

인간이 결혼하고, 그것을 끊는 데도 여러 가지 형태가 있지요. 배우자의 사별로 어쩔 수 없이 끊어지기도 하지만, 다른 형태도 가능합니다. 이혼이나 별거처럼 감정적 앙금을 남기는 방법도 있고, 최근 유행하는 졸혼도 있지요. 제가 보기에 졸혼은 자신의 욕망에 충실하려는 의미가 있는 것 같고, 해혼은 좀 더 영적, 초월적인 것 같습니다. 노인의 분리나 초월 역시 지금까지 살면서 공헌한 가족이나 사회를 떠나 자신의 내적인 면을 바라보려는 자연스러운 현상인지 모릅니다. 저는 오늘도 뇌졸중으로 반신마비가 되신 90세 할머니와 실랑이합니다. 물리치료 받으시라고, 한 번이라도 더 하시라고 채근하면 할머니가 이렇게 말씀하십니다. "이놈아! 내가 살면 얼마 더 산다고!" 순간 저도 저 나이에 환자가 되었을때 젊은 의사가 윽박지르면 싫겠구나 하는 생각이 듭니다. 노인 환자를 보다 보면 가끔 무엇이 옳은지 모를 때가 있습니다.

※ 후기

해혼에 대하여 여러 경로로 알아보았지만 정확한 영어명과 실제 인도에 존재하는지에 대해 믿을 만한 문헌을 찾지 못했습니다. 해혼에 대한 수많은 웹사이트, 방송, 책도 특정인의 말을 반복 인용한 것으로 보입니다. 이메일로 인도 대사관에 질의해도 답이 없고, 인도 사람에게 물어봐도 정확한 답을 못 들었습니다. 간디의 삶도 조망했으나 뚜렷하지 않습니다 그의 사적인 삶은 미스터리합니다. 혹시 독자 중에 정확한 영어 명칭이나 유래를 아시는 분은 제보 부탁합니다.

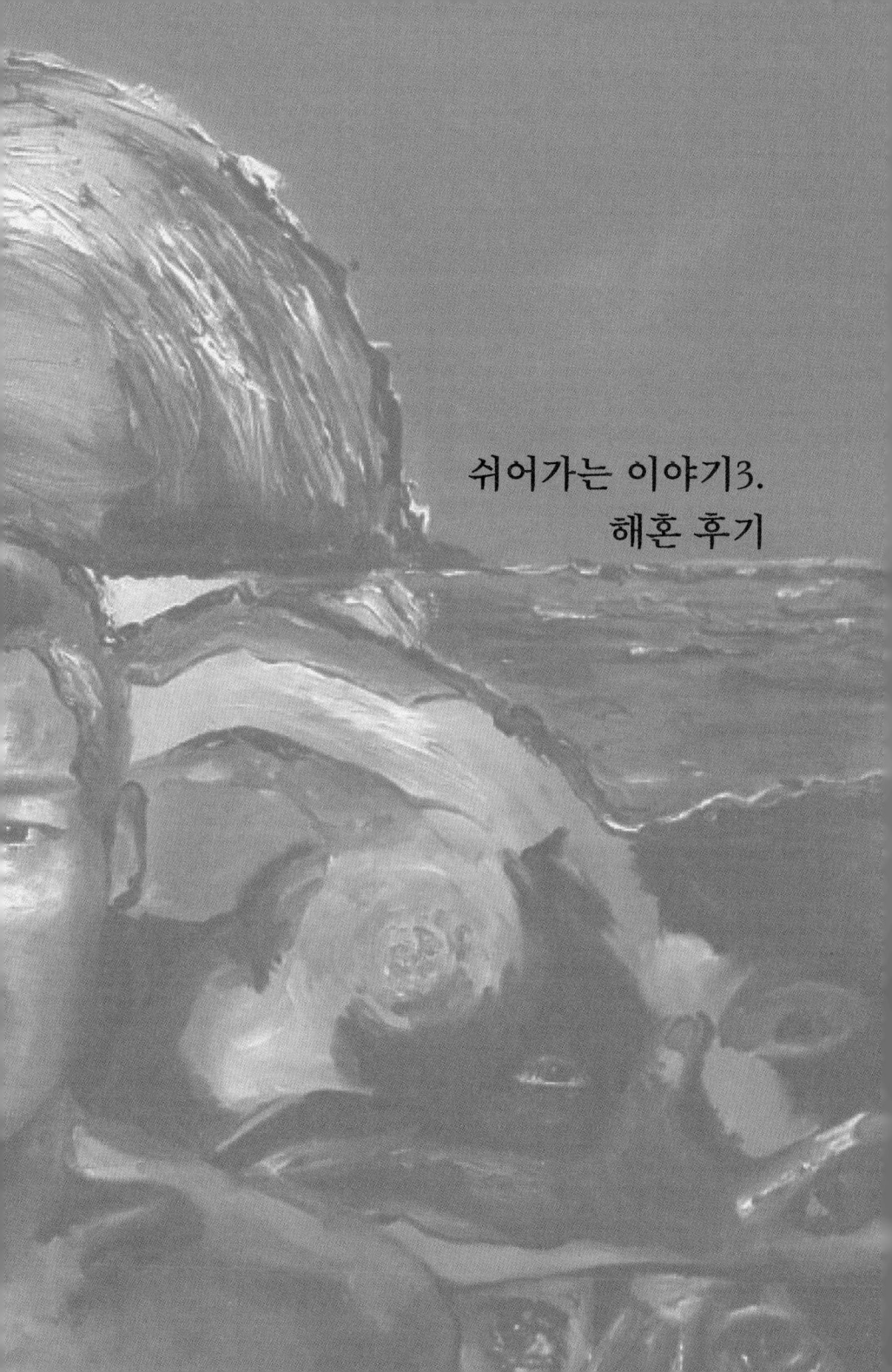

쉬어가는 이야기3.
해혼 후기

쉬어가는 이야기3. 해혼 후기

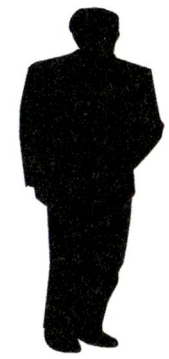
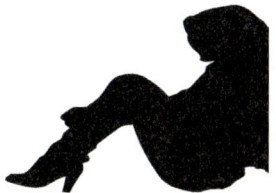

　졸혼이라는 말이 눈에 들어왔고, 이 말이 노년기의 분리 disengagement와 연관이 있을 것 같아 자료를 찾던 중 해혼解婚이라는 말도 알게 되었습니다. 제가 찾는 의미와 아주 유사해서 신나게 글을 썼습니다. 해혼이란 결혼이라는 제도 하에서 가장의 의무를 어느 정도 완수한 후, 가정이나 사회보다 자기 자신에 대해서 성찰하고 존재적 가치를 실현하는 것이라는 멋진 의미. 그리고 그 유명한 간디도 37세에 해혼하고 수도에 전념했다는 것은 노년이 되어 가정을 포함한 모든 사회적 의무를 내려놓고 존재론적 가치를 지향한다는 노년기의 분리나 초월과 아주 잘 맞는 의미 같았습니다. 다만 노년에서의 분리나

초월은 존재론적인 위기 때문에 나타나고, 해혼은 자발적으로 한다는 점이 다른 것 같았습니다.

문제는 해혼이 정확이 무엇인지 찾아보아도 정확한 실체를 알 수 없다는 것입니다. 근거가 정확하지 않습니다. 수많은 방송, 신문, 책, 그리고 웹에 언급되지만 내용이 모두 비슷하고, 근거란 것도 모호한 누구의 말이며, 인용을 재인용하는 수준이었습니다. 해혼이라는 말의 원어인 힌두어, 아니 영어만 알아도 좀 더 정확할 텐데, 그조차 알 수 없었습니다. 일단 해혼은 한자이므로 중국에 그런 말이 있는지, 있다면 무슨 뜻인지 중국어 사전을 찾아보았습니다. 제가 찾아본 중국어 사전에는 해혼이라는 말이 명나라때 한번, 청나라때 한번 예문이 나오는데 거기에는 그냥 혼인을 그만 둔다는 의미로 나와 있습니다. 즉, 이혼과 유사한 개념이지 우리가 이야기하는 개념은 아닌 것 같습니다.

두 번째로 37세에 간디가 해혼했다는 것을 근거로 간디의 사적인 생활을 추적해보았습니다. 38세 때인 1906년, 간디는 브라마차리아 brahmacharya를 선언했다고 합니다. 직역하면 '브라흐만을 쫓아간다'는 뜻이지만 문맥에 따라서 의미가 달라진다고 합니다. 첫 번째 의미는 힌두교에서 삶의 네가지 단계 중 첫 단계인 학생 시기, 즉 25세 이전 시기를 말합니다. 다른 의미로는 결혼을 하지 않은 경우 독신주의

나 금욕주의, 결혼을 했다면 결혼에 충실하며, 도덕적이며 고결한 단순하고 명상을 행하는 삶을 의미합니다. 또 섹스와 결혼에 대한 명시적인 포기를 의미하기도 합니다. 더 알기 위해 인도 대사관에 전자우편도 넣어 봤지만 대답은 듣지 못했습니다.

결국 브라마차리아라는 말을 해혼으로 번역한 것 아닌가 짐작합니다. 그렇다면 너무 나간 것이 아닌가, 전혀 다른 내용을 그럴듯하게 꾸며 조어한 것이 아닌가 하는 생각을 지울 수 없습니다. 차라리 원래 중국에서는 이런 뜻이지만 그 단어에서 영감을 얻어 이런 말을 만들었다 하면 이해하겠지만, 그렇지 않다면 대한민국 저널리즘에 원칙이 없는 것 아닌가 하는 생각마저 들어 씁쓸합니다. 간디와 연관된 수많은 성적인 스캔들을 생각하면 더 어처구니가 없고요. 글을 쓸 때도 최소한의 기준을 지켜야 하는 것 아닐까요?

제16장

우울증이 오면 과외해야 하나요?

제 16장 우울증이 오면 과외해야 하나요?

저도 의사지만 의사들이 대화할 때 안 좋은 습관 하나가 범주화 categorization 입니다. 특히 사람의 특성을 가리킬 때는 매우 위험한 것이지요. 예를 들어 의사들은 "저 친구는 강박적이야" 라고 이야기하곤 합니다. 같은 이야기를 의사가 아닌 친구들은 "저 친구는 너무 꼼꼼해, 깐깐한 성격이야" 등으로 표현하지요. 무슨 차이가 있을 가요? 꼼꼼하다, 깐깐하다는 수식어는 비교적 중립적이고 개방적입니다. 대상을 폭넓게 해석할 여지가 있습니다. 반면 "강박적"이라는 단어는 명확하게 의미가 정의되어 있고, 심지어 병명으로 진단 기준이 있는 것이지요. 범주화는 사물을 정확하게 정의하여 문맥과 인과 관계를 명확히 나타내는 장점이 있습니다. 반면 그 명확성으로 일단 말을 하는 순간 대상이 의미 안에 갇힐 위험이 있습니다. 환자 진료에는 유용한 수단이지만, 인간관계에서는 창의적인 접근에 도움이 안 될 수 있습니다.

학문도 마찬가지입니다. 치매의 증상은 인지기능장애, 행동장애, 일상생활 수행능력의 장애, 그리고 행동장애 안에 우울증을 포함한 정동 affection 장애로 범주화 되어 있습니다. 인지기능장애와 정동장애를 이렇게 범주화 하면 무의식적으로 전혀 별개의 병이거나 병리기전이 다를 거란 생각을 하게 됩니다. 인지기능과 정동은 다른 현상이라고 생각합니다.

하지만 우울증은 사물을 느끼는 방식을 변화시킬 뿐 아니라 스스로를 어떻게 생각하는지, 우리를 둘러싸고 있는 세상을 어떻게 볼 것인지도 변화시킵니다. 자기 자신, 주변의 세상, 미래에 대한 부정적인 관점 Beck's triad 이 통제되지 않고 계속 의식 표면으로 올라오는 것이 우울증의 병인이라는 가설도 있습니다.[1]

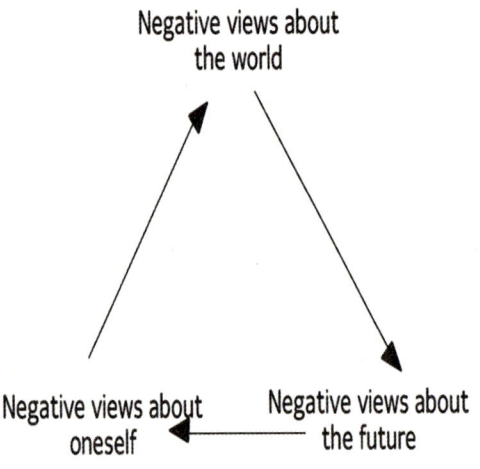

우울증 자체도 배우고 학습된다는 것이 우울증의 인지이론입니다. 이 이론

참고문헌

1 Depression and cognition. Kwak YT, Yang YS, Koo MS. Dementia and Neurocognitive Disorders 2016;15[4]: 103-109

은 부정적인 사고 인지기능의 틀이 우울증의 시작과 재발에 영향을 준다고 생각합니다. 우울증은 개인적 인지기능의 취약성 vulnerability과 스트레스 유발인자 stress, 개인적 불행, 사회적, 환경적 요소 등 사이의 상호작용에 의해서 발생한다고 봅니다. 둘 사이의 균형이 무너지면 누구든 우울증이 생긴다는 것입니다. 전통적인 우울증 이론과 달리 우울증이란 정상 정서와 전혀 다른 것이 아니고 정도 차이, 즉 질적인 문제가 아니라 양적인 문제라는 연속접근법 continuum approach 적인 생각입니다. 즉, 우울증이 정신과 진단 기준처럼 이분법적으로 진단되는 것이 아니라 다양한 스펙트럼이 존재한다고 생각합니다. 하지만 이 이론이 처음 나왔을 때에 비해 약물, 진단 검사 등에서 획기적인 발전이 진행되면서 우울증의 인지 모델도 다시 변합니다.

항우울제의 발견은 세포 수준의 신경물질 이상이 우울증과 연관되어 있음을 시사하며, 유전적이든 환경적이든 신경세포 시냅스에서 단가아민 monoamine의 결핍이 우울증의 원인이라는 가설의 주요 근거가 되었습니다 단가아민 고갈 가설.

하지만 세포 수준에서 신경물질의 변화가 어떻게 우울증을 일으키고, 이를 교정하면 심리학적으로 어떤 과정을 거쳐 우울증에 도움이 되는지에 대해서는 설명하지 못합니다. 단가아민 고갈 가설은 항우울제의 최종 작용 부위가 우울증과 관련된 해부학적 개선과 직접 관련되어 있을 것이라고 추론합니다.

하지만 몇 가지 문제가 있습니다. 첫째, 즉각적으로 기분을 향상시키는 약들이 우울증 약물로서는 효과가 없습니다. 둘째, 우울증이 없는 사람은 항우울제를 복용해도 기분이 좋아지지 않습니다. 마지막으로 세포학적 변화는 약물을 투여하면 바로 나타나지만 임상적으로 우울증이 호전되기까지는 상당한 시간이 필요합니다.

하지만 우울증 인지가설에서는 어떤 원인이든 시냅스 내 신경물질을 변화시키면 예를 들어, 단가아민 고갈 외부에서 오는 사회적, 감정적 자극이 상부로 작용하는 bottom up processing 데 부정적인 영향을 주어 부정적인 인지를 형성한다고 생각합니다. 일단 부정적인 편견 biases 과 인지의 틀 schema 이 형성되면 아래로 향하면서 top-down process 외부 자극에 대해 부정적인 기대 및 예측을 하게 됩니다. 항우울제는 위로 올라가는 bottom up processing 감각을 교정하

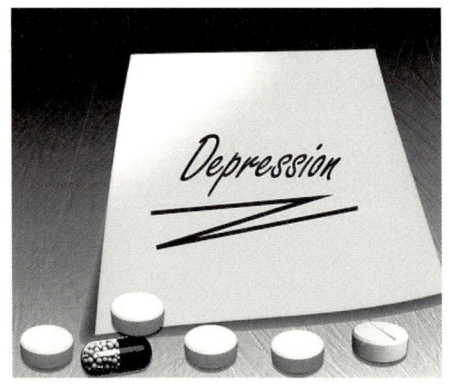

여 부정적인 인지와 편견, 틀을 완화시킵니다. 이러한 인지적 변화는 세포수준의 변화처럼 아주 빠르게 나타나지는 않지만, 점차 외부 자극을 긍정적으로 받아 들이게 해줍니다. 즉 항우울제가 우울증의 해부학적 병변을 교정하는 근본적인 치료제라기보다 부정적 편견이나 인지의 틀을 교정하는 징검다리 역할을 한다고 생각합니다. 따라서 우울증에서 항우울제만 사용하면 재발률이 높아 약물치료와 더불어 인지치료를 병행해야 한다고 생각합니다. 또한 이 이론은 항우울제에 의한 세포학적 변화가 즉각 일어나는데도 일정 시간이 지나야 우울증이 치료되는 이유를 잘 설명합니다. 약물 복용 후 외부에서 들어오는 감각의 변화가 오고, 이 감각의 변화에 따라 인지편향이 개선되는 데 걸리는 시간을 반영한다는 것입니다.

이 이론은 아주 매력적이지만 어떤 면에서는 불편합니다. 감정이 어떤 종류의 자극에 대한 편향과 그 편향에 대한 학습에 의해 생긴다면, 약물 없이도 학습 과정을 특정 방향으로 조정하여 우울증 같은 정동장애도 조절할 수 있을 것입니다. 확대 해석하면 학습을 통해 사람의 감정을 조절하여 인위적인 행복의 섬도 만들 수 있겠지요. 실지로 우리는 지상낙원을 만들었다는 사람들과 아주 가까운 곳에 살고 있기도 합니다. 즉, 이 이론은 목사님이 손잡아 주면 나을 수 있다는 신경증 neurosis 의 개념을 내포합니다. 최근 치매 환자의 우울증에 인지중재치료가 활발하게 시도되는데, 기본 철학은 역시 우울증의 인지가설입니다. 하지만 과거부터 많은 사람이 우울증은 정신병 psychosis 에 가깝다고 생각했습니다. 어떤 사람은 목사님이 아무리 손을 잡아주어도 좋아지지 않기 때문입니다. 어떤 종류의 우울증은 아무리 인지치료를 해도 좋아지지 않습니다. 정신 증상이 어려운 것은 똑 같아 보여도 뿌리가 다를 수 있기 때문입니다. 그래서 좀 더 많은 연구가 필요합니다. 우리는 아직도 노인이나 치매의 우울증에 대해 아는 것이 많지 않지요.

저는 지갑에 중학생인 딸의 사진을 넣고 다닙니다. 괴롭고, 힘들고, 안 좋은 일이 있어 마음이 우울하면 사진을 꺼내 봅니다. "아, 이러고 있을 때가 아니야. 좀 더 힘을 내야지. 결국 모든 것이 좋아질 거야!" 한편, 너무 기쁘고 좋은 일이 있거나, 일을 하기 싫을 때도 사진을 꺼냅니다. 그리고 한숨을 푹 쉽니다. "아직도 돈을 많이 벌어야 하는데, 친구 만나서 놀 생각이나 하다니! 가서 일 해야지." 너무 우울해도, 너무 좋아도 똑 같은 사진을 꺼내 보고 스스로 세뇌하는 50대 늦둥이 아버지의 모습입니다.

제 17 장

사람에게는 얼마나 많은 땅이 필요할까?

제 17장 사람에게는 얼마나 많은 땅이 필요할까?

바훔이 말했다. "그럼 값은 얼마로 하면 좋을까요?" "우리 마을 땅값은 고정되어 있는데, 하루치 1천 루블입니다." 바훔은 촌장의 말이 납득이 가지 않았다. "그렇다면 하루치란 어떻게 재는 것인가요? 그리고 그건 몇 에이커쯤 되는 겁니까?" "우리 마을에서는 그런 식으로 땅을 재지 않습니다. 항상 하루치 얼마로 팔지요. 쉽게 말하자면 그 사람이 하루 종일 걸은 만큼의 땅을 주는 것이지요. 그래서 하루 1천 루블이라는 것입니다." 촌장이 말했다. "다만 한 가지 조건이 있습니다. 만약 당일에 출발점까지 돌아오지 못한다면 그 순간 이 거래는 무효가 되는 것입니다."

중략……

바훔은 해를 보았다. 해는 이미 서녘에 걸려 아치형이 되어 있었다. 바훔은 사력을 다해 몸을 앞으로 기울이고 발을 이끌며 겨우 넘어지려는 몸을 지탱하고 있었다. 바훔은 가까스로 언덕 아래까지 이르렀다. 그때 갑자기 주위가 어두워졌다. 보니 해가 지고 있었다. 발을 멈추려고 하는데, 바슈키르 사람들이 쉴 새 없이 뭐라고 고함을 질러 대고 있었다. 바훔은 용기를 내어 언덕을 향해 달려 올라갔고 촌장 앞에서 쓰러졌다. 그는 그러면서도 두 손으로 모자를 움켜잡았다. "축하합니다. 당신은 이제 완전히 땅을 잡으셨소, 당신이 돌아온 모든 땅은 이제 당신의 것이 되었습니다. 정말로 축하합니다." 바훔의 하인이 달려가서 그를 일으켜 세우려 했지만. 그의 입에서는 피가 쏟아져 나왔다. 그는 쓰러져 죽고 말았다. 하인은 괭이를 집어 들고 머리에서 발끝까지의 치수대로 정확하게 6피트를 팠다. 그가 묻힌 두 평 남짓이 그가 차지할 수 있었던 땅의 전부였다.

톨스토이의 '사람은 얼마나 많은 땅이 필요한가?'라는 작품의 내용입니다. 과연 인간에게는 얼마나 많은 공간이 필요할까요?

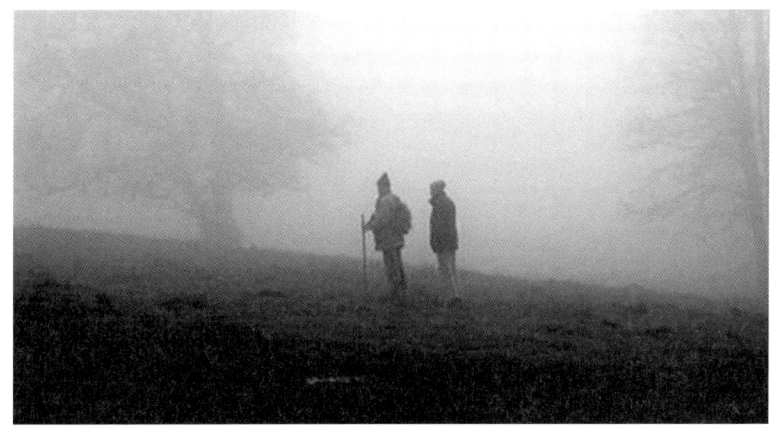

존 덴버의 <Today>라는 노래에 'I will be a rover.'라는 가사가 나오는데 인간은 과연 얼마나 많은 공간 속에서 방황하며 살아야 하는지 모르겠습니다. 이런 이야기를 하는 것은 많은 치매 환자가 끊임없이 배회 wandering 하기 때문입니다.

방랑자 rover 와 배회자 wanderer 는 모두 이곳저곳 옮겨 다닙니다. 방랑자가 좀 더 적극적인 느낌이라면, 치매 환자의 배회는 수동적이고 맹목적인 느낌입니다. 정서적으로 불안한 경우도 많지요.

배회는 환자나 보호자에게 매우 힘든 증상입니다. 시부모님 모시겠다고 들어온 며느리가 다음날 짐 싸가지고 나가는 증상이지요. 실종된 치매 환자를 찾는 벽보나 방송도 자주 보지 않습니까? 처음에는 가족들이 부모를 설득 하고, 인식표도 붙이면서 어렵게 모시지만 결국 탈진하여 요양원이나 병원에 입소시킵니다.

그러면 모든 문제가 해결될까요? 환자들은 더욱 불안해지고, 낯선 환경에서 새로운 탈출구를 찾기 위해 더 많이 배회합니다. 더군다나 요양원이나 요양병원은 대개 집에 있는 것보다 움직일 공간이 더 적기 때문에 더 큰 공간을 찾아 배회하기도 합니다. 물론 대부분 서서히 새로운 환경에 적응하며, 좋든 싫든 자신의 생활공간으로 인식하게 됩니다. 하지만 이때를 잘 보내지 못하면 필연적으로 인지기능과 일상생활 수행능력이 크게 악화됩니다.

과연 치매 환자는 어느 정도의 공간이 필요할까요? 치매 환자가 정서적 불안감을 갖지 않고 생활할 수 있는 공간은 어느 정도일까요? 안타깝지만 이 문제는 아직 충분히 연구된 바 없습니다. 하지만 추론해볼 수는 있습니다. 추론을 위해서는 우선 치매 환자의 배회를 현상학적으로 이해해야 합니다. 그리고 치매 환자의 공간 인지 능력을 이해해야 합니다.

아무런 목적 없이 배회하는 것 같지만 잘 관찰하면 치매 환자들은 일정한 패턴을 가지고 움직입니다. 그림에서 보듯 하나의 선상을 왔다 갔다하거나 pacing, 주변으로 크게 돌며 우회하거나 lapping 무작위적 random 으로 움직입니다.[1]

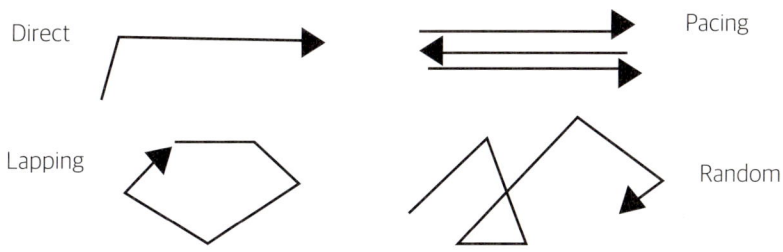

Fig. 1. Schematic travel pattern of wandering

참고문헌

1) Kwak YT, Yang YS, Koo MS. Wandering in dementia. Dementia and Neurocognitive Disorders 2015;14{3}: 99-105

왜 그럴까요? 왜 바흠은 바로 가지 않고 멀리 멀리 돌아갈까요? 굉장히 어려운 주제지만 최근 저희는 FDG PET라는 첨단 뇌영상검사를 통해 아주 약간은 이해하게 되었습니다 현재 논문을 쓰고 있는 중입니다.

바흠이 치매 환자라고 가정하면 그 배회 양상은 래핑 lapping pattern 이며 이 경우 저희들 연구에서 시각제어 중추에 문제가 있습니다. 즉 바흠은 넘치는 욕망 때문에 시각을 이용한 자기 제어가 안 되어 일어나는 불행입니다. 고전을 너무 비틀었나요?

두 번째로 치매 환자의 공감각에 대해서는 수많은 연구가 있지만 한 가지만 언급하겠습니다. 치매 환자, 특히 알츠하이머병 환자의 인지기능을 검사할 때 클로징인 closing-in 이라고 하는 재미있는 현상이 있습니다.[2]

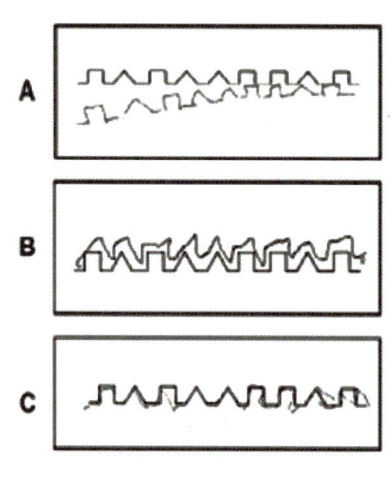

Figure 2
Examples of subtypes of 'closing-in' are shown.
(A) near type (B) adherent type (C) overlap type

참고문헌
2) Kwak YT, Closing-in phenomenon in Alzheimer's disease and subcortical vascular dementia. BMC Neurol. 2004 Jan 26;4:3.

A4 용지에 프린트 된 어떤 그림을 그 아래에 똑같이 그리라고 하면 처음에는 공간을 두고 그리다가 점차 원본에 가까워지거나, 옆에 평행하게 바짝 붙여 그리거나, 심지어 그 위에 덧그리는 경우를 말합니다.

재미있는 것은 2-3세 아이들 에서도 치매 환자처럼 클로징인 현상이 관찰된다는 겁니다. 대부분 6세가 지나면 이 현상이 없어집니다. 왜 치매 환자나 어린아이 들에서 이런 현상이 생기는지 잘 모릅니다. 다만 발달이 덜된 아이들이나 치매 환자는 공간 해석 능력에 어떤 문제가 있을 것으로 생각합니다.

예를 들어, 아이들은 넓은 공간보다 침대 밑이나 작은 상자 안에 들어가 노는 것을 좋아합니다. 치매 환자도 비록 배회를 하지만 넓은 공간은 오히려 공포와 불안을 느낄 수 있습니다. 따라서 치매 환자를 치료하기 위한 공간을 꾸밀 때는 기본적으로 환자의 공간지각 능력에 대한 이해가 선행되어야 합니다.

하지만 과연 어느 정도의 공간이 필요한지는 잘 생각하지 않지요. 그냥 자기 눈에 보이는 것만 봅니다. 그래, 아주 넓은 공간에 서재도 있고 마당도 있고, 심지어 사슴도 뛰놀고... 하지만 이런 공간이 반드시 치매 환자에게 좋을까요?

바홉에게 촌장으로 변장한 악마가 말합니다. "네가 원하는 땅을 다 가져라!" 하지만 점차 해는 서쪽으로 기울고 심장은 터질 것 같습니다. 결국 바홉은 원했던 대로 큰 땅을 얻습니다.

하지만 그에게 정말로 안식을 준 것은 큰 땅이 아니고 지금 누워 있는 조그만 공간입니다. 우리는 아직도 우리와 우리 부모님들이 어디에 누워야 할지, 어느 정도의 공간이 필요한지 생각하지 않습니다. 이제 이와 관련된 치료병동 이야기를 하고자 합니다.

제 18 장

동막골 이야기

제 18장 동막골 이야기

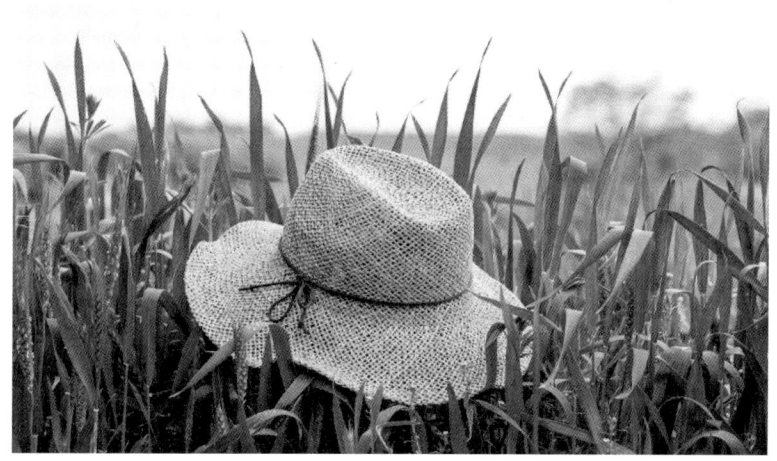

2005년에 개봉한 <웰컴투 동막골> 이라는 영화가 있습니다. 이 영화에는 많은 명장면이 있지만 정박아 역을 열연한 강혜정과 정박아라도 드넓은 자연 속에서 자유롭게 살아갈 수 있도록 하는 시골 사람들의 여유, 그리고 목가적인 장면들이 가장 인상에 남습니다. 정신적으로 이상이 있더라도 그대로 인정하고 살아가는 공동체의 모습이 부럽기까지 합니다. 약간 모자란 아이나, 치매가 있는 노인을 있는 그대로 받아 주며 서로 더불어 살아가는 장면은 문학이나 예술에서 종종 나오지요. 하지만 현실이나 역사를 보면 그렇게 낭만적인 것 같지는 않습니다. 우리나라 기록은 없지만 17-18세기 유럽 시골 마을에서 정신이상이나 정신박약 환자에게 가해졌던 인권 유린은 상상을 초월합니다. 과거 시골은 도시보다 가난하고, 전통적 가치관이 경직되어 있어 조금이라도 기준을 벗어나면 가혹한 대우를 받았습니다. 도시는 여러 가지 이유로 시골보다는 환경이 좋고, 중세부터 보호소 형태로 노인이나 정신이상 환자를 수용하는 기관이 있었지만 역시 많은 인권 유린이 자행되었습니다.

과거에는 정신질환이나 치매를 치료할 수 있는 약물이 거의 없었기 때문에 환자는 주로 도시 외곽이나 시골에 있는 정신병원 asylum 에 입원할 수밖에 없었습니다. 이러한 병원에서 할 수 있는 일 이라고는 설사제를 먹이거나 과거에는 정신병의 원인이 대장에 있다고 생각했습니다, 온욕 hot bath 을 하거나, 심해지면 육체적으로 제압하고 강박하는 것이 고작이었습니다. 오죽하면 1800년 유명한 독일 정신과 의사 요한 크리스티안 라일 Johann Christian Reil은 정신과를 전공하려면 총명함, 통찰력과 더불어 환자를 제압할 수 있는 체력과 시골에서 살 수 있는 단순함을 꼽았습니다. 하지만 오랜 기간 이런 형태의 정신병원병동을 운영하면서 이러한 형태의 병원이 단지 환자들을 사회에서 격리시키는 역할 뿐 아니라 정신병원 병동 자체가 정신병 치료에 일정한 효과가 있음을 알게 됩니다.

최근에 들어 치매 환자가 급격하게 증가합니다. 사람들은 점점 더 좁은 도시에 모여 살지만, 가족 구성원은 점점 줄어듭니다. 예전에는 한 집에 여러 명의 아들이 부인, 자식과 더불어 부모님과 같이 살았기 때문에 치매가 생겨도 큰 문제가 없었습니다. 가족들이 들락날락하면서 교대로 보아드리고, 옆집에도 사람이 있었으니까요. 하지만 핵가족화 된 현대사회에서는 이러한 돌봄이 불가능합니다. 따라서 요양원이나 치매치료 병동이 필요하게 되었습니다. 하지만 정신과에서 운영하는 폐쇄병동 형태의 치료 공간은 주로 젊은 정신병 환자를 대상으로 해왔기 때문에 치매 환자에게 그대로 적용할 수 있는지는 의문입니다.

간단한 문제를 하나 내겠습니다. 폐쇄병동의 정의는 무엇일까요? 폐쇄병동과 관련된 부정적인 영화나 소설 때문에 알게 모르게 폐쇄병동 = 악, 개방병동 = 선이라는 등식이 머릿속에 있는 것 같습니다. 하지만 폐쇄병동이 무엇인지, 장단점은 어떤 것이 있는지는 잘 모릅니다. 제가 자문했던 정신과 의사들도 예외는 아니더군요.

폐쇄병동을 간단히 정의하면 첫째, 안에서 밖으로 나가기가 쉽지 않다. 둘째, 밖에서 안으로 들어가기가 쉽지 않다는 것 입니다. 즉 양방향으로 이동이 제한되는 곳이지요. 전형적인 정신과 폐쇄병동은 들어갈 때와 나갈 때 모두 엄격한 절차를 거칩니다. 폐쇄병동의 단점은 환자가 치료된다기보다 수용된다는 기분이 들며 감옥 같다?, 병동 내에서 치료자와 환자 사이의 힘의 불균형에서 오는 불안감 및 우울증을 느낄 수 있다는 점입니다. 장점은 원치 않는 방문자를 보지 않으므로 안정감을 느끼고, 치료자는 환자의 무단이탈 등에 신경을 쓰지 않고 치료에 전념할 수 있다는 겁니다.

젊은 날 우리는 사랑하는 사람과 여행을 많이 다닙니다. 여러분은 주로 어디로 가셨나요? 저는 섬을 선호했습니다. 섬은 들어가고 나가기가 쉽지 않지요 일종의 폐쇄병동이지요. 그리고 섬에 가면 왜 꼭 배가 빨리 끊기는지, 왜 꼭 여관방은 하나만 있는지도 불가사의합니다 한 가지만 전념 할 수 있는 것이지요.

알츠하이머병 치매 환자는 다른 정신질환자에 비해 병식이 떨어지기 때문에 개방병동이냐 폐쇄병동이냐 하는 병동 형태보다 초기에 나타나는 이별 불안이 더 큰 문제가 됩니다. 아이를 처음 학교에 보낼 때 부모와 떨어지지 않으려는 행동이나 감정이 치매 환자에서는 더욱 심하게 나타날 수 있습니다. 이런 이유로 낙상 등 안전사고가 많이 일어납니다. 결국 개방병동에서 오히려 더 많은 물리적 제한이나 약물 과다 사용이 이루어질 수 있고, 이는 다시 환자를 자극하여 더 많은 병동 내 사고로 이어질 수 있습니다.[1]

이런 문제 때문에 제가 근무하는 병원에서는 심한 행동장애가 동반된 치매 환자를 위해 치매 전문 치료병동을 운영합니다. 현재까지 치매 전문 치료병동의 개념이 정립되어 있지는 않지만 저는 3가지 원칙에 따라 운영합니다.

첫째, 치매 환자는 젊은 정신질환자에 비해 병식이 떨어지고 많이 움직이지 않기 때문에 고전적 폐쇄병동보다 쉽게 <mark>그러나 여전히 치매 환자에게는 어려운</mark> 밖으로 나갈 수 있고, 들어올 때는 제한 없이 들어오게 하여 환자나 보호자에게 수용된다는 느낌을 줄여 줍니다. 이렇게 '비교적 안전한' 공간을 확보하여 신체적 구속이나 약물 사용을 최소한으로 줄입니다.

둘째, 병실이나 병동을 인지기능 등 환자의 상태에 맞추어 재배치하여 병실이나 병동 자체가 치료 환경이 되는 환경치료개념을 도입합니다.

셋째, 심한 행동장애로 자타해가 우려될 경우 신체적 구속이나 약물보다 치료자가 지속적으로 관찰할 수 있는 관찰실을 이용하여 환자

참고문헌

1) Bredthauer D, Becker C, Eichner B, Koczy P, Nikolaus T. Factors relating to the use of physical restraints in psychogeriatric care: a paradigm for elder abuse. Z Gerontol Geriatr. 2005 Feb;38^1:10-8

스스로 개선할 수 있도록 합니다. 결과적으로 치매 전문 치료병동에 입원한 환자는 일반 병동에 입원한 환자에 비해 재원기간이나 여러 치매 척도가 개선되는 효과를 보였습니다.[2]

하지만 과연 치매 환자들에게 적절한 공간이 어느 정도인지는 아직도 잘 모릅니다. 정신과 환자의 경우 1인당 4.5m2 의 공간을 확보하도록 정신보건법에 규정되어 있지만, 이 규정의 근거는 확실하지 않습니다. 저희 병원에서는 1인당 25.5 m2을 확보하여 법적으로는 문제가 되지 않지만, 아마 적절한 공간이 얼마나 되는지 알려면 치매 환자의 공감각과 이에 따른 정서적 특징, 배회의 양상 등 다양한 자료가 필요할 것입니다. 현재 이에 대한 과학적인 자료를 모으는 중입니다.

동막골로 다시 가볼까요? 배우 강혜정이 뛰어 다니던 너른 초원과 강, 하늘에 떠있는 밝은 태양 등 아름다운 환경이 환자에게는 사방을 둘러봐도 숨을 데 하나 없고, 주변에는 낯선 동물들이 맴돌며 눈을 번뜩이고, 뜨거운 태양이 가슴을 압박하는 공간일 수도 있습니다. 스크린에서 보는 환경이 우리 아버지 어머니의 시선에서 보면 전혀 다를 수 있습니다.

참고문헌
2) 치매전문치료병동이 알쯔하이머병 환자치료에 미치는 영향. 곽용태, 한일우, 양영순 용인정신의학보. 2011년 18권 1호

마지막으로 여러분은 최고의 폐쇄된 치료 공간이 어디라고 생각합니까? 신화적으로는 에덴동산이고, 생물학적으로는 어머니의 자궁 속입니다. 가장 편안하게 쉴 수 있는 공간이지요. 그래서 환자들이 나이가 들고 힘들수록 더 어머니를 찾는지 모르겠습니다. 저도 오늘은 어머니를 뵈러 가야겠네요.

후기 - 이 글을 쓰고 나서 알츠하이머 유전자를 이식 받은 쥐에서 최고의 환경에 노출된 쥐들이 표준적 환경에 노출된 쥐보다 병이 빨리 진행된다는 보고가 나왔네요.[3]

치매 환자에게서 최고의 환경이란 환자의 눈높이에 맞는 환경이라는 이야기 같습니다. 이 쥐들이 동막골에 오면 치매가 아주 빨리 진행할지도 모릅니다.

참고문헌

3 Stuart KE, King AE, Fernandez-Martos CM, Summers MJ, Vickers JC. Environmental novelty exacerbates stress hormones and Aβ pathology in an Alzheimer's model. Sci Rep . 2017 Jun 5;7[1]:2764

제19장

갑자기 할아버지가 눈을 떴다

제 19장 갑자기 할아버지가 눈을 떴다

어느 해 12월, 토요일 오후 당직 근무를 하는데 전화가 왔습니다. "선생님 병동인데요, 치매로 입원한 환자가 난리가 났어요. 빨리 올라와 주세요!" 평화로운 토요일 오후를 기대했지만 하루가 만만치 않을 것을 알려주는 신호처럼 들렸습니다. 가보니 키가 185cm, 몸무게가 80kg 이상 되는 건장한 할아버지가 안절부절못하고 흥분하여 집으로 가겠다고 합니다. 제지하면 욕을 퍼붓고, 심지어 주먹질을 했습니다.

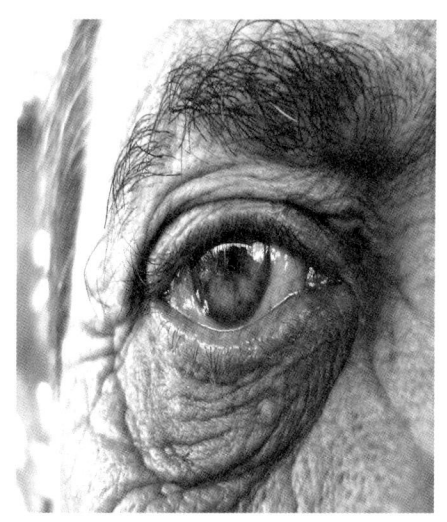

제가 들어서자 흥분한 할아버지뿐 아니라 병동에 있던 간호사, 간병인 등 모든 사람이 제 얼굴만 바라보았습니다. 환자 본인 뿐 아니라 주변 환자, 치료자 모두 다칠 수도 있는 상황이었습니다.

말리거나 뭔가 해야 하는

데 멋지게, 솔직히 잘못하면 저도 할아버지에게 맞을 것 같았습니다 할아버지가 저보다 힘이 세 보였습니다. 순간 손을 내밀고 말했습니다. "할아버지, 집에 가시려고요? 제가 현관까지 바래다 드릴 테니 거기서 바로 가시면 됩니다!" 할아버지는 집에 보내 주겠다는 말을 듣고서야 화를 누그러뜨리고 환의를 입은 상태로 현관 앞까지 따라 오셨습니다. 저는 억지로 온화한 웃음을 지으며 "할아버지, 현관 밖으로 쭉 걸어 가시면 됩니다. 가세요!"라고 하며 등을 밀었습니다.

밖에는 매서운 겨울바람이 불었고, 하늘은 잔뜩 어두워져 곧 눈이 올 것 같았습니다. 할아버지는 몇 걸음 걸어 가시더니 돌아왔습니다. "추워, 너무 추워서 못 걸어가겠네. 택시 불러줘." "알았습니다. 불러드릴 테니 여기서 삼십분 정도 기다리세요. "순간 할아버지 얼굴이 어두워졌습니다. "그러면 택시 올 때까지 안에서 기다릴게." "가능한데 얌전하게 있어야 돼요." "알았어!" 할아버지께서는 다시 병실로 들어와 침대에 앉아 계시다 몸이 녹았는지 조용히 잠드셨습니다.

입원한 지 며칠 되지 않은 환자였습니다. 3년 전에 치매 진단을 받고, 그때부터 폭력적이 되어 1년 전 다른 병원에 입원했습니다. 거기서도 처음에는 폭력적이었으나 서서히 얌전해 졌습니다. 비교적 잘 지내시다가 왜 갑자기 이 시점에 저희 병원에서 다시 폭력적이 되었을까요? 즉, 폭력성의 스위치를 올린 것은 무엇일까요?

동요 agitation, 공격성 aggression 은 알츠하이머병 치매에서 매우 흔한 증상입니다. 원인도 뇌의 문제, 불편하거나 아픈데 의사소통이 잘 안 되는 것, 환경 등 매우 다양한 요소가 섞여 있습니다. 망상과도 깊은 연관이 있습니다.[1]

하지만 상당 기간 비교적 잘 지내던 분이 왜 갑자기 공격성을 보였을까요? 아마 그날 아침에 시행한 수혈과 관계가 있었을 겁니다. 환자는 입원 시 혈색소치가 6.7 밖에 되지 않아 빈혈이 심했습니다. 최근까지 다른 병원에서 얌전하게 잘 지낸 것은 심한 빈혈 때문에 폭력을 쓸 만큼 힘이 없었기 때문일 겁니다. 너무 낮은 수치에 놀라 응급이라고 생각한 주치의가 토요일 아침 급히 수혈을 지시하고 퇴근 했고, 조용히 지내던 환자는 마침내 눈을 떴습니다. 저의 평화로운 토요일 오후는 엉망이 되었고요.

의사들은 어떤 검사를 하게 되면 병적으로 정상과 비정상을 나누고, 비정상은 어떻게 하든 정상으로 돌려놓으려고 합니다. 하지만 정

참고문헌
1) Kwak YT, Yang Y, Kwak SG. Clinical characteristics of behavioral and psychological symptoms in patients with drug-naïve Alzheimer's disease. Dement Neurocogn Disord 2012;11:87-94.

상 수치란 일반인을 대상으로 한 것입니다. 나이가 아주 많이 드신 환자에게도 그 수치가 도움이 되는지는 따져볼 필요가 있습니다. 만성적 스트레스나 치매 등 만성병에 노출되면 정상이라 불리는 검사 수치가 꼭 이롭지 않을 수도 있습니다.

혈액은 몸에서 가장 중요한 성분 중 하나입니다. 혈액의 가장 중요한 요소가 철입니다. 그런데 철은 세균이 자라고 번식하는 데도 꼭 필요합니다. 따라서 세균에 감염되면 우리 몸은 혈중 철분량을 감소시키는 화학물질을 분비하고, 철이 든 음식을 섭취하더라도 체내 흡수되는 양을 줄입니다. 세균을 굶기는 거죠. 자연적으로 일어나는 이 신체 반응은 결국 세균을 극복하게 도와줍니다.

마사이족의 아메바 감염 비율은 10% 미만이지만, 아메바에 대한 치료 없이 철분 보충제 만 복용 시키면 감염 비율이 88%까지 올라간다는 보고도 있습니다.

노인에게 흔히 나타나는 빈혈 역시 일정 부분 신체적 스트레스에 적응하기 위한 반응일 수 있습니다. 물론 이 환자처럼 혈색소가 아주 많이 떨어진다면 분명 어떤 질환이 숨어 있겠지요. **이 환자는 위궤양이 있었습니다**. 하지만 이런 상태가 급격하게 진행된 것이 아니라 오랜 기간에 걸쳐 생겼다면 바로 교정하는 것보다 그 의미를 천천히 판단해도 됩니다. 수혈로 환자의 빈혈이 급격히 호전되었지만, 환자는 물론 다른 많은 사람이 고생을 했지요. 의사가 보기 좋은 것이 환자나 보호자에게는 좋지 않을 수도 있습니다.

치매 노인을 볼 때는 섣불리 균형의 추를 변화시키기보다는 균형 상태에서 천천히 앞뒤를 보며 조심스럽게 나아가는 것이 중요합니다. 저는 노인 환자를 장기적으로 볼 때 두 가지 원칙을 가지고 있습니다.

첫째, 지금 균형을 이룬다면 그 의미를 파악하고, 그 균형이 환자에게 당장 나쁜 영향을 미치지 않을 것으로 예상된다면 천천히 조심스럽게 접근한다. 둘째, 노인 환자는 항상 그 상태라고 단정하지 말라.

예를 들어, 다른 병원에서 수년간 치매로 치료받았거나, 입으로 식사를 못 해 경관식을 사용했다고 해도 한번쯤 다시 치매가 아닐 가능성이나 입으로 식사할 가능성을 고려해보자는 것입니다. 언뜻 보면 두 가지가 상충되는 것 같고 실지로 임상에서 충돌도 일어납니다.

알츠하이머병과 빈혈은 연관되어 있다는 보고가 많습니다. 빈혈이 알츠하이머병의 발생 위험을 증가시킨다거나, 알츠하이머병 자체가 빈혈을 유발한다는 연구도 있습니다. 무엇이 원인이고, 무엇이 결과인지도 확실하지 않습니다.

저는 알츠하이머병에서 다른 병이 없어도 빈혈이 생기는 것이 혹시 병든 뇌를 보호하기 위한 것이 아닌가도 생각합니다. 제한된 산소 공급을 통해 뇌의 대사를 늦추고, 이로써 뇌의 퇴행을 최대한 늦추려는 것은 아닐까요? 물론 의학적 근거가 확실하지 않은 저만의 생각입니다.

> 후기: 빈혈과 알츠하이머병, 빈혈과 공격성 등 행동 장애 사이의 관계에 대해서는 많은 논란이 있습니다. 예로 든 환자는 아주 특수한 경우이고, 반대되는 문헌도 많아 일반화하기 어렵습니다. 요점은 치매 환자의 치료는 상황별로 다르기 때문에 삶의 질이나 증상 관점에서 신중하게 접근해야 한다는 것입니다.

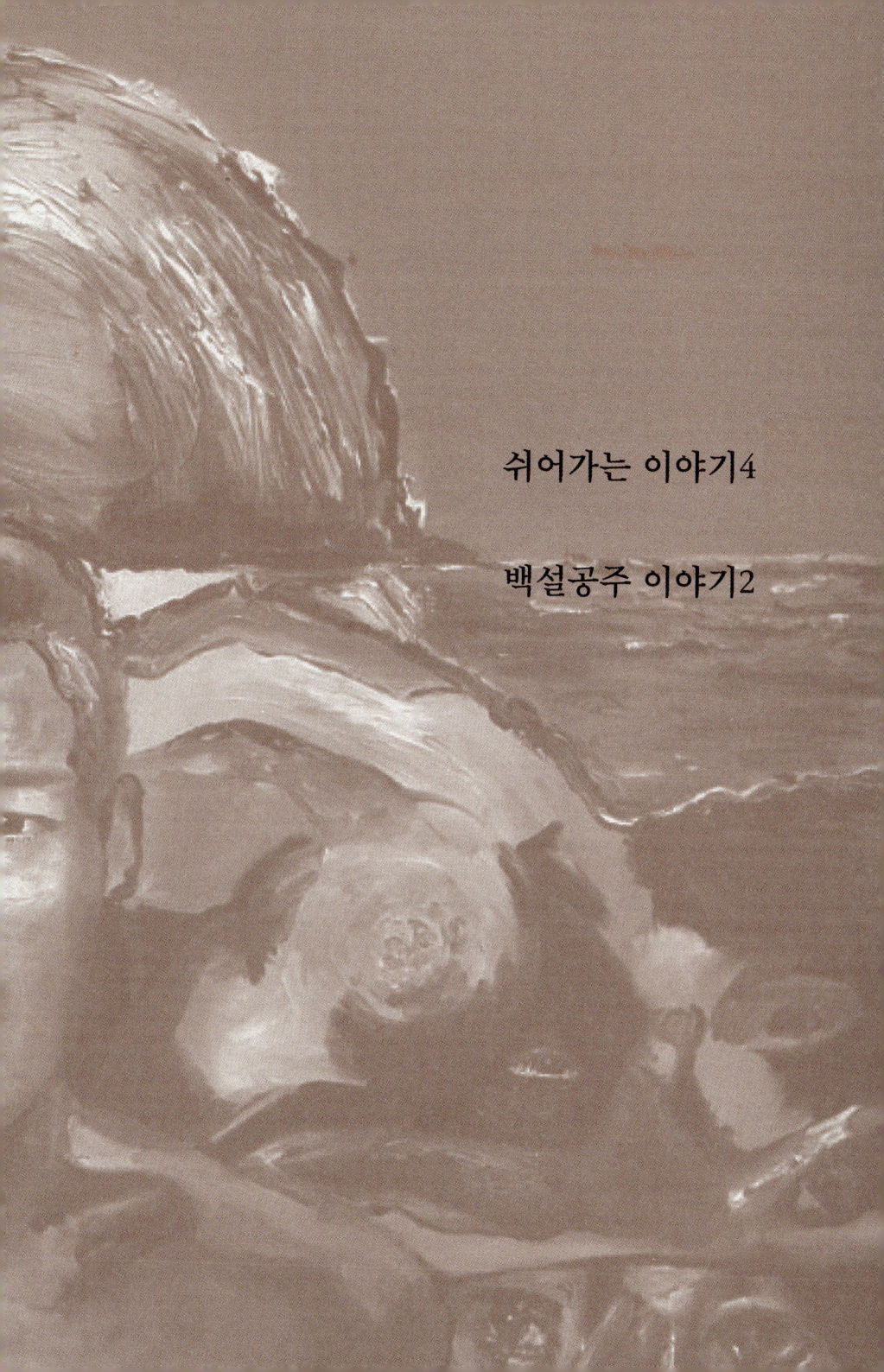

쉬어가는 이야기4

백설공주 이야기2

쉬어가는 이야기4. 백설공주 이야기2

> 장면1
>
> 나르시스라는 목동은 수려한 용모로 많은 요정들에게 구애를 받지만 아무도 사랑하지 않는다. 어느 날 나르시스는 양떼를 몰고 호숫가에 이르러 물속에 비친 자신의 모습을 보게 되었다. 세상에서 처음 보는 아름다운 얼굴이 있었다. 얼굴은 물속에 손을 뻗으면 파문에 흔들리다 잔잔해지면 다시 나타났다. 나르시스는 그 모습이 자신이라고는 미처 생각하지 못하고 깊은 사랑에 빠져 결국 그 모습을 따라 물속으로 들어가 숨을 거두고 말았다. 나르시스가 있던 자리에 꽃이 피어났으니 그것이 바로 수선화 narcissus 다.
>
> 네이버 지식백과, 나르시스

우리가 잘 아는 그리스 신화의 나르시스 이야기 입니다. 자기도취적인 정신병적 성향을 이야기할 때 흔히 인용되지요. 하지만 이 이야기는 여기서 끝나지 않습니다.

나르시스가 죽은 뒤 모든 이들이 슬퍼했다. 숲의 여신이 나르시스가 빠져 죽은 호수로 가니 민물이었던 호수는 눈물이 흘러내려 소금물로 변했다. 여신은 호수에게 물었다. "왜 우세요?" 호수가 답한다. "저는 나르시스를 위해 웁니다." "그건 놀라운 일이 아닌데, 그래도 그대는 아름다운 나르시스를 아주 가까이서 보는 행운이 있지 않았나?" 호수가 놀라면서 말했습니다. "나르시스가 그렇게 아름다워요?" .... "저는 나르시스를 위해서 울지만 그가 아름답다고 생각한 적은 없습니다. 나는 그가 항상 내 옆에서 그의 얼굴을 가까이서 비칠 때 그의 눈 깊숙이 비친 나의 아름다움을 볼 수 없다는 생각에 웁니다.

파울로 코엘료, 『연금술사』에서

장면 2

"거울아, 거울아, 세상에서 누가 제일 아름답지?" "왕비님이시지요, 그러나 백설공주보다 아름다운 사람은 이 세상에 없답니다." 왕비는 그 말을 듣자마자 질투심에 눈이 멀었습니다…중략…왕궁을 접수한 백설공주는 왕비가 사용한 거울을 찾아 그녀만 갈 수 있는 방에 옮겨 놓았습니다. "거울아, 거울아, 세상에 누가 제일 아름답지?" "왕비님이시지요!" 백설공주는 몹시 흡족하여 방을 나갔습니다. 그러자 거울이 한숨 쉬면서 혼잣말을 합니다. "역시 내가 제일 아름다워. 이전 왕비는 눈빛이 너무 흐려져서 내 모습이 잘 안 비쳤는데…" 아무 근거 없이 그냥 제가 생각한 백설공주 후일담

장면3

오랜만에 외래에서 환자를 다시 보았습니다. 78세 할아버지로 아주 경미한 기억력장애와 수면장애, 우울감으로 저한테 왔던 환자입니다. 진찰 결과 뇌기능에 큰 이상은 없었지만, 우울감이 수면장애와 밀접하게 연관되어 있었습니다. 수면장애는 다시 빈뇨, 야뇨와 연관되어 있다고 판단하여 비뇨기과를 소개해주었는데 초기 전립선암이 발견되어 수술 받았습니다. 수술 후 증상이 많이 호전되어 밝은 얼굴로 고맙다고 인사했던 환자가 오늘은 안색이 매우 어두웠습니다. 할머니를 밖으로 내보내더니 나지막이 저를 원망합니다. "선생님, 수술 받으면 부부관계가 안 될 수 있다는 것을 왜 이야기해주시지 않았어요? 너무 힘들고 우울해요…."

사람은 기본적으로 자기애적인 성향이 있습니다. 그 때문에 열심히 살아가지요. 자기애적인 성향은 남의 눈이 아닌 자기 눈을 통해서 자기를 보면서 확인됩니다.

나르시스는 호수에 비친 자기 모습을 보고, 왕비는 거울에 비친 자기 모습을 보고 사랑에 빠지지요. 하지만 나를 비쳐주는 것에는 호수나 거울처럼 생명이 없는 존재도 있지만, 함께 살며 대화를 나누는 가족, 친구, 사회에서 만나는 사람들이 있습니다. 때로 이들은 내 모습을 그대로 비추지 않고 살짝 비틀기도 합니다.

백설공주에 나오는 거울은 매번 같은 이야기를 하는 자신에 대해 확신이 서지 않습니다. 그래서 슬쩍 말을 돌립니다. 이 세상에 왕비님이 제일 아름답다, 그러나 백설공주보다 아름다운 사람은 이 세상에 없다. 매우 모순적이지요. 왕비가 사는 세상과 백설공주가 사는 세상이 다르다는 암시인데 왕비는 더 이상 생각하려고 하지 않습니다. 다른 한편으로 거울은 그에게 말을 거는 사람을 통해 자신을 새롭게 확인하고 싶어 합니다.

이렇게 장황하게 이야기하는 것은 사람과 사람의 관계는 근본적으로 자기 중심적이지만, 상호적이고 사회적인 면이 있다는 말을 하고 싶어서 입니다. 그래서 사회생활을 할 때는 상대방의 입장을 이해하려고 노력합니다. 하지만 잘 안 되는 경우도 있습니다. 특히 힘의 불균형이 심할 때는 일방적으로 밀어붙이려고 합니다. 어린 자식과 부모, 사장과 신입사원, 목사님과 신도, 의사와 환자의 관계가 그렇습니다. 특히 의사와 환자, 그 중에서도 신경정신적 문제가 있는 환자와 의사의 관계는 의사의 눈을 통해 일방적으로 이루어지는 경우가 많습니다.

위에 언급했던 환자도 우울한 증상에는 여러 가지 이유가 있었을 텐데, 의사인 저는 제가 보는 것만 이야기한 것이지요. 제 눈에 비친 모습만 보려고 했지, 환자의 눈으로 진짜 무엇이 문제인지 더 찾아 보지 않았던 것이지요.

치매 환자는 더합니다. 환자가 자기 의사를 표현하지만 잘 전달되지 않거나 표현할 수 없을 때 특정 행동으로 나타날 수 있는데, 이것을 의사 표현이라기 보다 교정하거나 없애야 할 병으로 몰고 가지요. 결국 환자는 점점 더 내몰리게 됩니다.

여러 가지 문제로 정상적인 의사소통이 어렵더라도 분명 이해할 수 있는 부분이 있는데, 그걸 알아내려고 주의를 기울이기보다 그저 편하게 검사와 약을 처방하는 것이 아닌가 생각해봅니다.

제 20 장

보호자 면담

제 20장 보호자 면담

면담 1

왠지 분위기가 어색했습니다. 진찰이 끝난 후 일단 할아버지를 밖에서 기다리게 했습니다. 그리고 같이 오신 할머니와 면담했습니다. 할머니가 목소리를 낮춥니다. "남편이 치매가 생겨 힘든 거는 참을 수 있는데, 밤마다 요구해서 힘들어요. 잘 되지도 않고 평소 하던 방법을 모르는 것 같아요. 더 힘든 건 전에는 온화한 성격이었는데 치매가 생기고 나서 성격이 변했어요. 다른 남자와 잠자리를 하는 것 같아 힘들어요." 할머니와 할아버지는 금슬이 좋았습니다. 할아버지는 80세, 할머니는 74세로 3년 전 치매가 발병하기 전까지 한 달에 한두 번 잠자리를 같이 하고 만족도가 높았습니다. "할아버지가 불쌍하기도 하고, 내가 죄를 짓는 것 아닌가 생각도 들고 어떻게 처신해야 할지 모르겠어요." 할머니가 나가면서 하신 말씀입니다.

면담 2

할아버지는 안절부절못하며 자꾸 나가자고 합니다. 딸이 목소리를 낮춥니다. "오빠와 올케가 아버지를 모셨는데, 아버지가 최근 자꾸 팬티를 내리고 올케에게 성적인 행동을 했어요. 올케가 도저히 못 모시겠다고 해서 제가 모시게 되었어요. 원래 점잖은 분이셨는데 모시고 온 첫날부터 팬티를 내리고 치근대셔서 무척 놀랐어요." "지금은 어떠세요?" "지금은...그냥 웃으면서 아버지 잠깐만 기다리시면 일 끝내고 갈게요 하고 엉덩이를 툭 치고 보내면 금방 잊어 먹어요. 그래도 남들이 집에 올 때 불쑥 불쑥 그러면 너무 민망해요, 어떻게 방법이 없을까요?"

성은 인간에게 가장 중요한 것 중 하나이며, 특히 부부 간에는 신체적 관계 이상을 상징할 수 있습니다. 보통 노인의 인지, 감정, 사회적 행동은 젊은 사람과 똑같은 기준으로 보면서도 성에 대해서는 다를 것으로 생

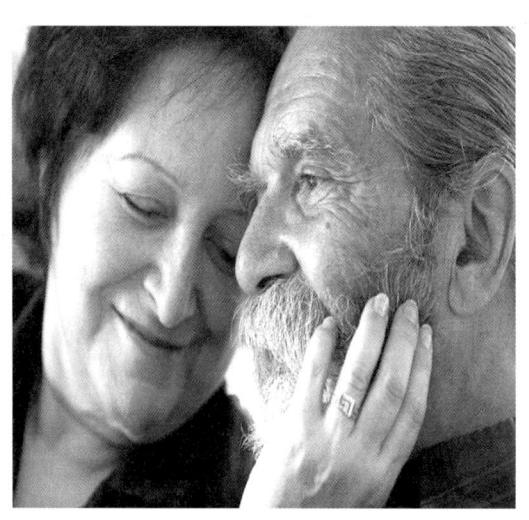

각합니다. 하지만 환자나 보호자들과 이야기를 나누다 보면 그렇지 않다는 생각이 듭니다.

성적인 관심은 대개 남성호르몬과 관계가 있는데, 일반적으로 나이가 들면 남성호르몬이 감소합니다. 또한 치매가 생기면 뇌의 위축이 심해져 성적인 욕구나 관심이 떨어집니다.

어떤 부부에게는 심각한 문제입니다. 이때, 환자나 보호자에게 이런 생리적 변화를 잘 설명하고, 다른 방식으로 감정적 부분을 채워가면 대부분 좋아집니다. 문제는 치매 환자의 7-20%에서 성적 욕구나 관심이 감소하지 않고 성적문제행동을 보인다는 점입니다.

성적문제행동은 심한 성적 욕구나 부적절한 장소, 시간, 대상 등 매우 다양한 형태로 나타납니다. 여성은 대부분 생각으로 끝나고 심해져도 망상의 형태로 나타나는 경우가 많지만, 남성은 성적인 행동을 하려고 하기 때문에 난리가 나지요. 결국 강력한 약물 치료나 호르몬 치료, 그 것으로도 조절이 안 되면 기관으로 이송되는 심각한 증상입니다.

치매 환자에서 성적 이상행동은 예상 외로 흔하고 어떻게 치료해야 하는지 잘 확립되어 있으므로 논의하지 않고 어떻게 볼 것인지만 언급하겠습니다.

성적이상행동은 크게 친밀도 추구형 intimacy seeking behavior 과 탈억제형 disinhibited behavior 두 가지로 나눕니다.[1]

친밀도 추구형은 생각이나 감정을 전달하는 데 어려움을 겪는 치매 환자가 배우자 등 이성에게 친밀감의 표시로 성적인 행동을 하는 것입니다. 명백히 성적인 행위로도 나타나지만, 껴안거나, 입을 맞추거나, 가벼운 신체적 접촉을 시도하는 경우가 훨씬 많습니다.

문제는 치매로 인해 방법, 시간, 상대가 적절하지 않은 경우입니다. 이런 행동이 거절이나 문책을 당하게 되면 반사적으로 흥분, 공격성, 불안 등의 증상으로 변환되어 나타날 수 있습니다. 때로는 다른 사람을 부인으로 착오 misidentification 하여 나타나기도 합니다. 주로 알츠하이머병 치매에서 흔하며 약물 외에도 다양한 비약물적 치료나 인지행동치료 등으로 호전될 수 있습니다.

탈억제형은 대개 매우 강박적이고 노골적인 성적행동으로 나타나

참고문헌

1) Knight C, Alderman N, Johnson C, Green S, Birkett-Swan L, Yorstan G. The St Andrew's sexual behaviour assessment SASBA: development of a standardized recording instrument for the measurement and assessment of challenging sexual behaviour in people with progressive and acquired neurological impairment. Neurol. Rehabil. 18 2, 129-159 2008

기 때문에 조절하기 쉽지 않습니다. 뚜렷한 해부학적 뇌병변이 있는 경우가 많습니다. 측두엽을 주로 침범하는 알츠하이머병에서도 나타나지만, 전두엽을 주로 침범하는 전측두엽치매나 혈관성 치매 환자에서 많이 관찰됩니다. 비약물적 치료가 쉽지 않기 때문에 결국 초기부터 약물 치료가 필요한 경우가 많습니다.

성적인 문제는 굉장히 사적이지만 부부 간에 무엇보다도 중요한 소통의 수단이기도 합니다. 치매는 정상적인 소통에 영향을 주기 때문에 치매의 유형이나 진행 정도, 병전 부부 간의 관계에 따라 성적인 행동이 환자에게는 지극히 정상적인 소통 방식일 수 있습니다.

흔히 치매 환자가 성적 이상행동을 하면 어떻게 치료할 지만 생각하지만, 다른 측면에서 환자와 배우자의 관계도 고려하고 지지해줘야 합니다.

치료의 주안점은 건강한 배우자의 신체 및 정신건강이므로 증상이 어떤 의미가 있는지, 환자의 배우자에게 어떤 의미인지 짚어봐야 합니다. 초기 치매 환자는 병이 진행되기 전까지 부부관계를 갖고, 증상의 호전을 경험하는 경우도 있습니다.

사람은 어둠 속에 갇히면 소리를 치든, 벽을 두드리든, 불을 피우든 살려 달라는 신호를 외부로 보내려고 합니다. 때로는 살려 달라는 신호가 성적인 행동으로 나타날 수도 있습니다.

마가릿 미첼의 "바람과 함께 사라지다"에서 스칼렛 오하라가 레트 버틀러를 만나 사랑하는 장면을 인용하며 사랑이란 누구에게나, 어디서나 찾아오고 흘러갈 수 있음을 떠올려봅니다. 비록 환자라도 말입니다.

For the first time in her life she had met someone, something stronger than she, someone she could neither bully nor break, someone who was bullying and breaking her. Somehow, her arms were around his neck and her lips trembling beneath his and they were going up, up into the darkness again, a darkness that was soft and swirling and all enveloping

인생에서 처음으로 그녀는 다른 누군가를 만났습니다. 그녀보다 더 강하고, 그녀가 괴롭히거나 도망갈 수 없는 어떤 사람, 그녀를 괴롭히고 무너뜨리는 사람. 어쨌든, 그녀의 팔은 그의 목을 감싸고, 입술은 그의 입술 아래에서 떨고 있습니다. 그들은 다시 어둠 속으로 올라갔습니다. 어둠은 부드럽게 소용돌이치며 모든 것을 덮었습니다.

제 21 장

이브, 오르페우스,
그리고 우리 동네 바바리맨

제 21장 이브, 오르페우스, 그리고 우리 동네 바바리맨

장면 1

뱀이 여자에게 물었다. "하나님께서 '너희는 동산의 어떤 나무든 열매를 따 먹어서는 안 된다.'고 말씀하셨다는데 정말이냐?" 여자가 대답했다. "우리는 동산에 있는 나무 열매를 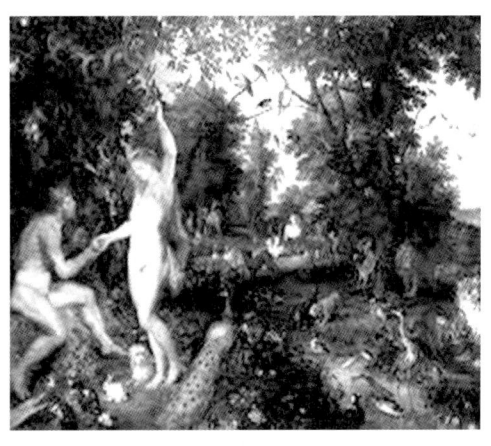 먹어도 된다. 그러나 동산 한가운데에 있는 나무 열매만은 '너희가 죽지 않으려거든 먹지도, 만지지도 마라.'고 하나님께서 말씀하셨다." 그러자 뱀이 여자에게 말했다. "너희는 결코 죽지 않는다. 너희가 그것을 먹는 날, 너희 눈이 열려 하나님처럼 되어 선과 악을 알게 될 줄을 하나님께서 아시고 그렇게 말씀하신 것이다." 여자가 쳐다보니 그 나무 열매는 먹음직하고 소담스러웠다. 뿐만 아니라 슬기롭게 해 줄 것처럼 탐스러웠다. 여자가 열매 하나를 따서 먹고 자기와 함께 있는 남편에게도 주자, 그도 그것을 먹었다. 창세기 2:5-9

장면 2

오르페우스는 님프 에우리디케와 사랑에 빠져 결혼했다. 결혼한 지 얼마 되지 않아 에우리디케는 산책을 나갔다가 치근대는 양치기 아리스타이오스를 피해 급히 도망치다 뱀에게 물려 죽었다. 오르페우스가 그녀를 애도하는 곡을 부르자 슬퍼하지 않는 이가 없었다. 마침내 오르페우스는 아내를 이승으로 다시 데려오겠다고 결심하고 저승으로 내려갔다. 하데스^{지옥의 신}가 말했다. "좋다, 너의 정성과 노래에 감복했다. 아내를 데리고 가도 좋다. 단 한 가지 조건이 있다. 지옥을 다 빠져나가 지상에 이를 때까지 뒤를 돌아보면 안 된다." 앞장서 가던 오르페우스는 지상의 빛

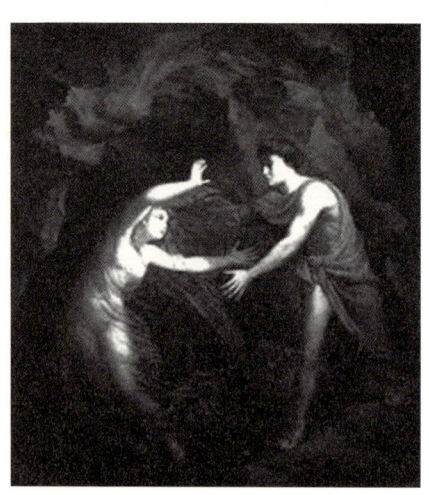

이 보이자 뒤에 있는 에우리디케가 궁금해져 뒤를 돌아보았다. 그 순간 에우리디케는 다시 지옥으로 돌아갔고, 이후 다시는 그녀를 볼 수 없었다. 그리스 로마 신화

장면 3

집 근처에 제가 다니는 여고가 있어요. 골목길이음산한데요, 제가 저녁마다 그쪽으로 온단 말에요. 어느 날 그 길로 오는데 갑자기 웬 남자가 툭 튀어나와 바바리를 훌렁 벗어 젖히더니 "헤헤, 여기 보고 가요~ 이거 보고 가요"해서 놀라 도망쳤어요. 어느 카페에 올라온 바바리맨 경험담

'실금失禁, incontinence "의 사전적 의미는 다음과 같습니다. 1. 어떤 상황을 막거나 참지 못하는 것, 2. 자신을 통제하지 못하는 것, 3. 대소변을 못 가리는 것.

금욕 혹은 억제,continence 는 반대의 뜻이겠지요. 사람은 어머니 뱃속에 있을 때 실금incontinence하다가 태어나면서 점차 억제continence의 과정을 겪습니다. 대표적인 것이 성장하면서 반드시 거치는 대소변

가리기입니다. 하지만 대소변 가리기가 단지 문화적이고 학습적인 것은 아닙니다. 아무리 체계적인 학습과 프로그램을 진행해도 적정한 나이가 되어야 대소변을 가릴 수 있지요. 너무 어린 나이에 강압적으로 대소변을 가리게 하면 마음에 그늘을 남길 수 있습니다. 또한 흔히 의식하지 못하지만 태어나서 어느 시기까지는 성인에게 보이지 않는 다양한 발달 반사 developing reflex, 전두엽반사가 나타납니다. 예를 들어, 손에 쥐면 무엇이든 움켜잡으려는 반사 grasp reflex , 입에 들어온 것을 빠는 반사 sucking reflex 등이 존재하다가 성장하면서 하나 둘씩 없어집니다. 뇌가 성장하면서 불필요한 반사 반응은 통제되는 것이지요.

이렇게 통제되지 않는 현상이 신체적인 발달반사만 있을까요? 다른 발달반사와 같이 2-5세 아동에게는 대부분 성적인 행동이 나타나지요. 자신의 성기에 관심을 가지거나, 드러내거나, 만지는 등 다양한 행동이 관찰됩니다. 행동이나 감정도 다르지 않습니다. 원하는 것을 안 사준다고 바닥에 뒹굴며 떼쓰는 아이들 분노발작, temper tantrum , 부모에게서 떨어질 때 나타나는 공격성, 두려움, 소리침 등의 행동은 비정상적이거나 병적이라고 생각하지 않습니다. 하지만 일정한 나이가 지나서도 계속 이런 행동을 한다면 정상으로 보지 않지요.

그러면 이러한 행동이나 감정이 완전히 사라진 것일까요? 그렇지 않습니다. 관찰되지 않을 뿐 이지요. 흔히 이러한 행동이나 감정이 사회화 과정을 거쳐 절제된다고 생각하지만, 앞에서 이야기했듯 아무리 노력해도 적정 나이가 되기 전, 즉 뇌가 어느 정도 발달하기 전에는 통제되고 사회화되기 어렵습니다.

이브, 오르페우스, 그리고 바바리맨의 공통점은 무엇일까요? 바로 incontinence, 실금失禁입니다. 이 경우에는 한자가 더 진실에 가깝네요. 금하는 것을 지키지 못한다, 즉 욕망을 억제하지 못하는 것이지요. 이브는 먹고 싶은 욕망, 오르페우스는 보고 싶은 욕망, 바바리맨은 보여 주고 싶은 욕망을 통제하지 못합니다.

억제는 습관적인 행동, 또는 하고 싶은 욕구를 억누르고 자신의 행동을 관찰하면서 자동화된 반응과 충동을 조절하는 기능입니다. 이것은 충동성 impulsivity과 관련됩니다. 병원에 입원하는 치매 환자는 단지 기억력과 같은 인지기능 장애보다 이러한 탈억제 disinhibition가 원인인 경우가 많습니다.

다른 관점으로 보면 continence가 되지 않는 것입니다. 달콤한 냄새가 나는 과일을 먹지 않아야 하는, 정말 궁금하지만 돌아보지 않아야 하는, 바바리를 내리고 싶은데 내리지 못하는 continence가 괴롭습니다.

이러한 continence는 감정에서도 나타납니다. 상사가 너무 밉지만 웃으면서 칭찬해주고, 너무 먹고 싶은 것이 앞에 있어도 때로는 발길을 돌리고, 너무 멋진 이성이 있어서 뭔가 해보고 싶어도 돌아서지요. 옛날 과부들이 허벅지를 송곳으로 찌르면서 "참아야 하느니라" 했듯이 우리는 비교적 잘 견딥니다. 하지만 이 과정은 개인의 노력만으로만 얻어 지는 것이 아닙니다.

사회에서 존경 받고, 공부도 많이 하셨지만 치매로 입원하신 목사님이 젊은 간호사 앞에서 갑자기 팬티를 내릴 때, 공부를 덜 했거나 인격이 떨어져 그렇다고 욕하기는 쉽지 않습니다. 목사님의 뇌에는 이미 많은 병리학적 변화가 생겨 대소변을 참거나, 분노를 안으로 삭이거나, 젊고 예쁜 여자가 와도 그냥 아름답게 봐 줄 수 있는 뇌의 억제회로가 작동하지 않기 때문입니다.

해부학적으로 전두엽, 특히 안와전두엽 orbitofrontal 이 이러한 감정이나 욕망의 억제와 연관된 것으로 알려져 있지만, 신경세포를 보호하고 강화해주는 마이엘린 myelin 의 손상과도 관계가 있습니다. 알츠하이머병 치매에서는 이러한 부위가 점차 손상되어 억제를 하지 못하는 증상이 생깁니다.

탈억제는 주변 사람을 너무 힘들고 당혹스럽게 하기 때문에 집에서 간병을 포기하고 요양병원이나 요양원으로 환자를 보내는 중요한 이유입니다. 그곳에서도 간병인과 치료진의 눈총을 받고 신체 구속이나 약물 등 강압적인 방법이 동원될 소지가 많습니다.

탈억제 증상은 매우 다양하며 항우울제, 항정신병 약물 등 다양한 약물이 사용됩니다. 하지만 어떻게 보면 탈억제는 자연스러운 것입니다. 우리는 1살 된 아이가 대소변을 가리지 못했다고 소리치거나 절망하지 않습니다. 그런데 왜 부모가 실수를 하시면 세상이 무너질 것 같은 얼굴을 하고 다그치나요? 그런 자식의 모습에 더 불안해진 부모는 전에 없이 고함도 지르고, 폭력적인 행동도 하게 되면서 간극은 점점 더 넓어집니다.

부모님의 증상을 질병의 단계에서 자연스러운 것으로 이해하면서, 없애려고 갈등하기보다 인정하거나 방향을 바꾸려는 노력이 필요합니다. 어떤 사람도 자식에게 쏟았던 노력을 부모에게는 하지 않으려 합니다. 하지만 그것이 치매 가정의 비극일 수 있습니다.

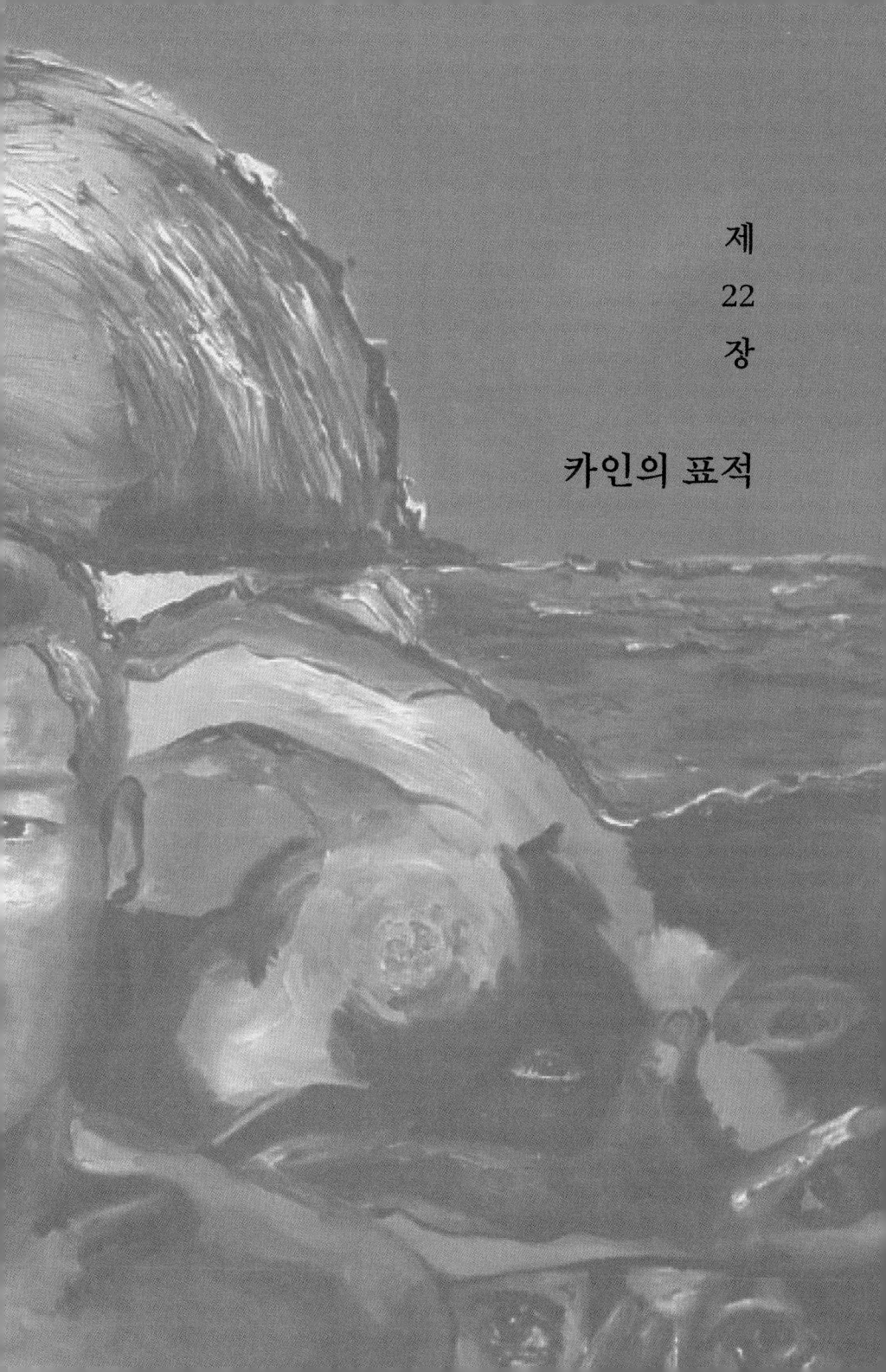

제 22 장

카인의 표적

제 22장 카인의 표적

"땅이 그 입을 벌려 네 손에서부터 네 아우의 피를 받았은 즉 네가 땅에서 저주를 받으리니 네가 밭을 갈아도 땅이 다시는 그 효력을 네게 주지 아니할 것이요 너는 땅에서 피하며 유리하는 자가 되리라. 가인이 여호와께 아뢰되 내 죄벌이 지기가 너무 무거우니 주께서 오늘 이 지면에서 나를 쫓아내시온즉 내가 주의 낯을 뵈옵지 못하리니 내가 땅에서 피하며 유리하는 자가 될지라. 무릇 나를 만나는 자마다 나를 죽이겠나이다. 여호와께서 그에게 이르시되 그렇지 아니하다. 가인을 죽이는 자는 벌을 칠 배나 받으리라 하시고 가인에게 표를 주사 그를 만나는 모든 사람에게서 죽임을 면하게 하시니라" 창세기 4: 11-15

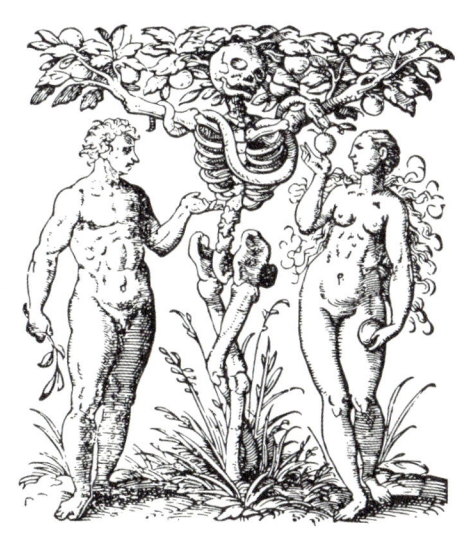

카인의 표적 Mark of Cain 이야기입니다. 히브리어로 표적은 싸인, 저주, 경고, 기억 등 다양한 의미를 내포합니다. 성경에서는 카인이 일찍 죽는 것을 막기 위해 표적이 사용된 것 같지만 구체적으로 어떤 것인지는 알려주지 않습니다. 다만 문장의 맥락으로 보아 누구나 금방 알 수 있는, 즉 볼 수 있는 어떤 것으로 생각됩니다. 그런데 왜 하나님이 카인을 보호하려고 했을까요? 모릅니다. 하지만 덕분에 카인은 젊은 나이에 다른 사람에 의해 죽임을 당할 위험은 없어진 것 같습니다. 하지만 기독교인이 아닌 저는 당시 지구상에는 아담, 이브만 있었던 것 같은데 카인을 위협할 다른 사람이 누구일까 궁금합니다.

사회적 낙인은 인간이 처음 지구상에 나타나 사회를 형성했을 때부터 존재했습니다. 사전적 의미는 일반 사회구성원과 다른 특징을 가진 사람이나 집단을 극단적으로 혐오하거나 차별하는 것입니다. 서구 기독교 사회가 팽창할 때 행해졌던 노예무역을 예로 들 수 있습니다. 혐오스러운 인종범죄지만 일부 서구의 기독교 사회는 흑인의 피부색이 바로 카인의 표적이라고 주장하며 노예제도를 합리화했습니다. 이런 논리는 정신의학에도 영향을 주어, 크레플린 같은 정신과 대가조차 비서구인은 정신적으로 열등하다는 낙인을 찍었습니다. 현대 사회에도 과거처럼 명시적이지는 않지만 암암리에 이러한 낙인이 있습니다.

대표적인 것이 질병입니다. 문둥병, 지랄병, 귀신들린 병, 노망 등 특정 질환에 대한 혐오와 차별은 지금도 완전히 없어지지 않았습니다. 최근 들어 병명 자체를 바꾸거나 대중 홍보를 강화하는 등 상황을 개선하려고 노력하고 있습니다. 질병에 대한 사회적 낙인은 의학적으로 두 가지 의미가 있습니다. 우선 병을 치료하려는 의지를 꺾어버립니다. 카인의 표적은 하나님이 준 것으로 지울 수 없는 운명이라는 것이지요. 두 번째는 한번 낙인을 찍으면 그게 아닐 가능성에 대해서 생각하지 않는 효과가 있습니다. 일단 치매로 진단받으면 치매가 아닐 가능성을 좀처럼 생각하지 않습니다. 심장 수술 후에는 계속적인 모니터링을 하지만 치매 같은 만성질환은 일단 진단해 버리면 다른 가능성을 의심하고 평가하는 노력을 안 합니다. 최근 국가에서 대규모 치매 조기 검진 프로그램을 진행합니다. 실제로 치매를 조기 발견하기도 하지만, 다른 원인에 의한 인지기능 저하조차 치매로 진단하여 불필요한 약을 쓰고, 이로 인해 2차적으로 치매가 오는 경우도 있습니다.

기독교에 문외한인 제가 보기에 하나님이 카인에게 표식을 준 것은 인간으로서 차이점을 인식하고 인정하라는 뜻이지, 차별이나 혐오하라고 준 것은 아닐 겁니다. 치매 같은 병도 마찬가지입니다. 부모가, 심지어 조상이 잘못해서 생기는 병으로 인식하여 피하고 감출 것이 아니라 다른 병과 똑같이 인식해야 합니다. 극복하기 위해 노력하고, 완치가 안 되더라도 공존하는 길을 찾는 것이 고령화 사회에서 해야 할 일입니다.

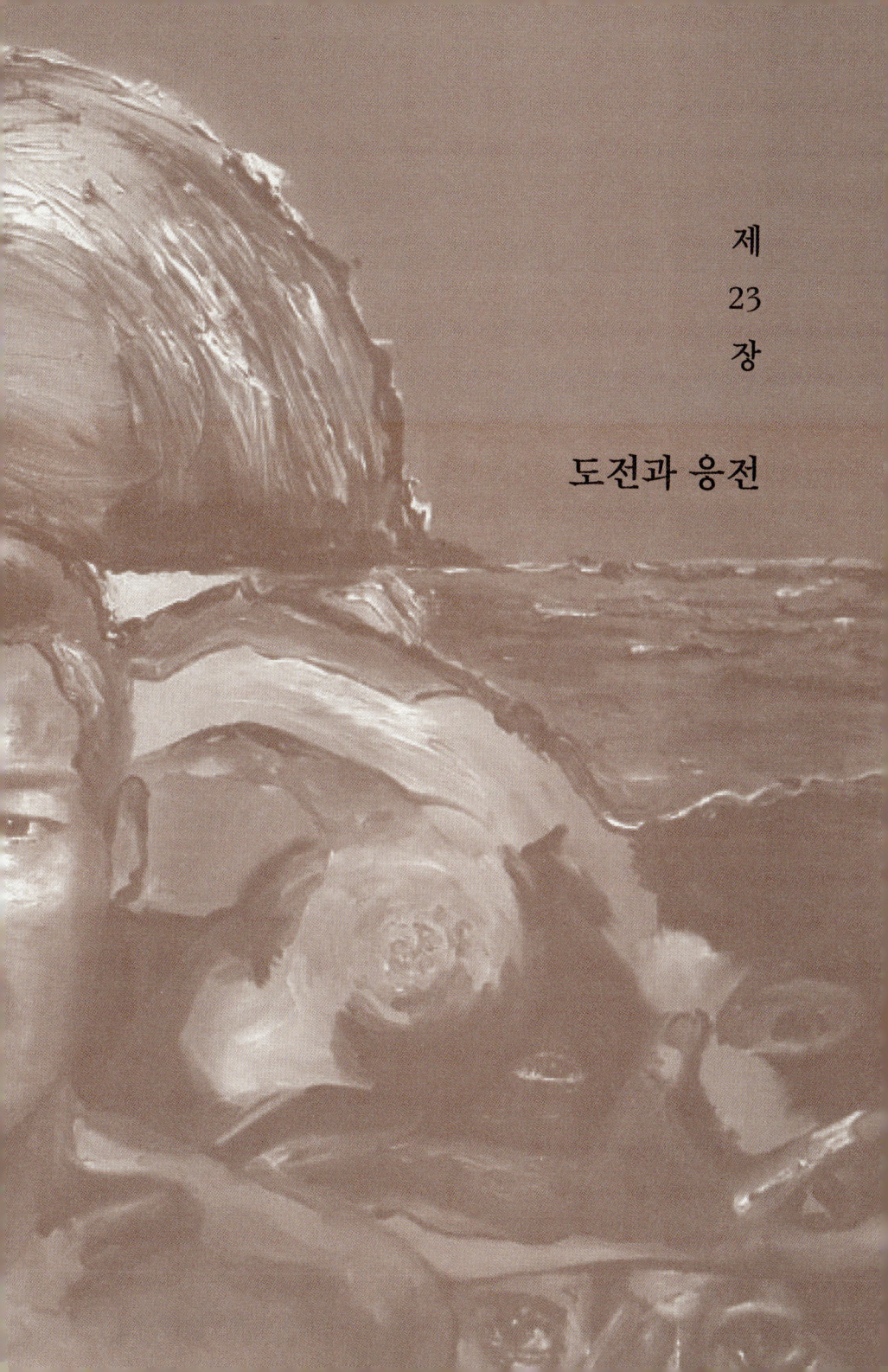

제 23 장

도전과 응전

제 23장 도전과 응전 challenge and response

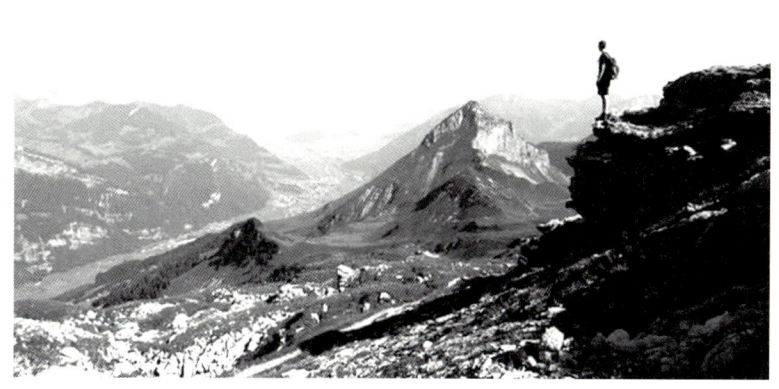

　오랫동안 왕국이었던 나라가 있었습니다. 외진 곳에 머무르며 밖으로 나가려고 하지 않았던 그 왕국은 세계의 흐름을 읽지 못하고 결국 힘을 키운 이웃 나라에 병합되었습니다. 그러나 영원할 것 같던 이웃 나라도 전쟁에 패해 물러갑니다. 하지만 너무 오랜 세월 동안 지배와 착취를 당한 이 나라는 혼자서 할 수 있는 일이 없었습니다. 이웃 나라를 전쟁에서 밀어낸 다른 나라들이 들어와 너희들은 할 줄 아는 것이 없으니 그냥 우리에게 운명을 맡기라고 합니다. 세상이 어떻게 돌아가는지, 무엇을 해야 하는지 전혀 몰랐던 이 나라는 우왕좌왕하다 두 나라의 통치 시스템에 편입됩니다. 두 지역은 서서히 생각도 바뀌고, 어느 순간 왕래도 끊깁니다. 지배하던 두 나라가 떠난 뒤에도 남은 사람들끼리 각자의 이념을 강요하다 전쟁을 치릅니다. 전쟁 후 상황은 더 악화되었습니다. 재산도, 국토도 모두 황폐화되고 두 지역은 원수가 됩니다. 어려운 형편에 더 많은 자원을 서로 감시하고 견제하는 데 사용해야 합니다. 이것이 한반도입니다.

전 세계적으로 고령화 사회로 접어들면서 주요 선진국은 치매 극복을 국가적 최우선 과제로 내세우고 있다. 이런 추세에 발맞춰 글로벌 제약회사들도 적극적으로 치매 치료제 개발에 나서고 있지만 좀처럼 성과를 내지 못하는 실정이다.

특히 최근 들어 기존 치료기전을 바탕으로 개발 중이던 글로벌 신약 후보약물의 연이은 개발 실패 소식이 전해지면서 치매 정복이 쉽지 않을 것임을 예고하고 있다. 실제로 다국적 제약사인 MSD는 지난 2월 중증 환자를 대상으로 한 알츠하이머 치매치료제 '베루베세스타트' 임상시험을 중단한다고 선언했다. 이보다 앞서 작년 11월에는 미국 제약사 일라이 릴리가 치매치료제 '솔라네주맙' 임상을 중단했다. 알츠하이머로 인한 경증의 치매 환자를 대상으로 진행한 솔라네주맙의 3상 임상 결과, 1차 평가 척도에서 솔라네주맙 치료 환자군의 인지기능 저하속도가 위약 치료군 대비 통계적으로 유의미하게 늦춰지지 않았다. 미국 식품의약국 FDA에 따르면 1997년부터 최근까지 개발에 실패한 치매치료제가 100개가 넘는다…. 디멘시아뉴스 "치매신약 개발 잇단 실패", 2017년 6월 1일 기사

세계적인 역사학자이자 문명비평가인 아놀드 토인비에 따르면 문명이 성장하려면 반드시 도전과 응전이 있어야 합니다. 문명은 일단 형성되면 그 탄성으로 현 체제를 유지하려고 하지만, 그 구성원이 예측하지 못하는 극단적인 어려움이 주기적으로 찾아옵니다. 그 어려움에는 기후 변화, 인구구조 변화, 정치적 변화, 경제적, 사회적 변화 등 모든 것이 포함되는데, 이러한 도전이 항상 부정적인 것은 아니며 이러한 도전에 창의적으로 응전할 때 문명이 한 단계 더 전진하고 번영합니다. 창의적인 응전은 소수의 창의적 그룹에 의해서 이루어집니다.

응전의 결과는 예측하기 어렵고, 오랜 시간이 지나야 판단할 수 있습니다. 토인비는 수많은 도전과 응전의 예를 들지만, 저는 문명뿐만 아니라 국가, 사회, 개인을 보아도 우리만큼 잘 맞는 경우도 없을 것이

라고 생각합니다.

좁은 땅, 부족한 자원, 그나마 분단되어 있고, 사상과 이데올로기가 극단적으로 다른 체제가 서로 위협적으로 경쟁하는 대한민국은 사방 어디를 보아도 도전으로 가득합니다. 창의적인 응전으로 우리는 개방적인 자유 이데올로기, 민주주의, 자본주의, 무역주의를 표방하며 엄청난 발전을 이루어냈습니다. 안보 불안이 없고 자원이 많은 제3세계 국가보다 우리나라가 훨씬 발전할 수 있었던 것은 고통스러운 도전에 맞서 생존하기 위한 응전이 잘 이루어졌기 때문입니다. 우리나라에도 창의적인 소수 그룹이 있습니다. 체재 경쟁도 끝나 이제 선진국이 되고 통일만 이루면 되겠다고 낙관적인 생각을 하고 있을 때, 다시 북쪽에서는 핵과 미사일이란 전략무기를 통하여 또 다른 큰 도전을 대한민국에 보내고 있습니다. 내부적으로는 작년과 올해 초에 걸쳐 진행 중인 이념 갈등이 어떤 식으로 해결 될지 모르겠습니다. 문명이 외부의 적이나 자연에 의해 멸망하는 것은 드물고, 대부분 내부의 도전에 창의적으로 응전하지 못해 망한다는 자살 토인비의 말은 시사 하는 바가 큽니다. 소셜네트워크서비스 Social networking service; SNS가 지배하는 현대 사회에도 예전처럼 소수의 창의적 그룹이 중요한지는 잘 모르겠지만 어떻든 향후 5년, 10년 사이의 창의적인 응전이 중요할 것입니다.

토인비는 그리스가 융성하게 된 계기를 인구학적인 변화와 기후 변화에 대한 대응에서 찾습니다. 즉, 변화 도전에 대응하여 과감히 바다로 나갔고, 버려진 땅을 개척하여 영역을 넓히고 기술을 개발했습니다 응전.

인구학적 변화는 중요합니다. 인구 증가나 감소도 중요하지만 인구 구조가 노령화되는 것도 매우 중요한 도전입니다. 특히 노령화와 연관된 질병의 증가, 치매의 대두는 우리 사회 뿐 아니라 지구촌 자체를 뒤흔들 매우 중요한 도전입니다. 지금까지는 질병의 증가라는 도전에 과학적 약물 개발로 잘 응전해왔습니다. 1990년대 말 처음으로 알츠하이머병 치매 약물인 타크린 tacrine 이 개발되었습니다. 저도 처음 그 약을 접하고 혹시나 하는 심정으로 써봤는데 환자가 좋아진 것을 보고 충격을 받았습니다. 하지만 타크린은 심한 간독성으로 사용이 제한되었고, 곧 부작용이 거의 없는 새로운 약이 나왔지요. 치매를 보던 의사들은 흥분했고 더욱 혁신적인 개념의 약이 나올 것이라고 기대했습니다.

하지만 과학 발달과 수많은 사람들의 노력에도 불구하고 치매 치료제 개발은 벽에 부딪혀 있는 것 같습니다. 지금까지 통했던 쉬운 도식이 성립되지 않는 것이지요. 과연 인간은 치매를 극복할 수 있을까요? 뇌는 가장 재생이 어려운 조직으로 알려져 있는데, 치매를 극복한다면 죽음도 극복할 수 있지 않을까요? 치매를 근본적으로 극복할 수가 없다면 창의적인 대안은 무엇일까요? 그리고 누가 창의적인 대안을 제시할 수 있을까요? 창의적 소수일까요, 아니면 광장의 집단 지성일까요? 누가 무엇을 어떻게 하느냐는 매우 중요한 문제입니다. 우리는 많은 노력을 기울이고 있지만, 놓치는 것은 없는지 생각해 볼 필요가 있습니다. 만약 치매를 병이 아니라고 한다면, 치매를 가진 우리 부모는 어떤 위치에 있을까요? 도전은 쉽지 않을 것입니다. 쉽다면 도전이 아니겠지요. 따라서 응전도 쉽지 않을 것입니다. 하지만 중요한 것은 이러한 응전을 할 수 있도록 사회가 합의하는 것입니다. 각 방면에서 창의적인 인재를 발굴하여 일을 맡기고 뒤에서 묵묵히 지원해주어야 합니다. 우리 사회가 그럴 수 있는지는 잘 모르겠습니다.

1968년 스탠리 큐브릭 감독의 <2001년 스페이스 오디세이>에 보면 맨 끝에 우주의 누군가로부터 초대받는 장면이 나옵니다. 그리고 다양한 시간 속의 다양한 나를 보지요. 우리는 누군가로부터 새로운 세계로 초대받았습니다. 초대자는 다양한 나, 혹은 다양한 우리입니다. 그 초대가 재앙인지, 축복인지는 우리가 정해야 할 것입니다.

맺음말

'의학은 예술 art of medicine'이라는 말을 레지던트 교육 때부터 의아하게 생각했습니다. 왜 의학이 예술이지? 의학과 예술과 무슨 관계일까? 어느 날 수술하는 장면을 보고 '아, 이것이 예술이구나!'하는 생각이 들었습니다. 화려한 기술, 팀을 끌고 가는 통솔력, 한 치의 오차도 없이 진행되는 과정 등, 분명히 의학은 예술적 요소가 있습니다.

하지만 '의학은 예술'이란 말은 기술적인 측면보다 치료가 어렵고, 치료 원칙도 명확하게 정립되지 않은 질환을 치료할 때 많이 사용하는 것 같습니다. 대표적인 것이 난해한 증상을 보이는 정신질환의 치료입니다. 의학은 예술이라는 말은 창의적이라는 의미도 있지만, 개인적이고 주관적이라는 의미도 있습니다. 이런 생각은 환자를 치료하는 데 장점도 되지만 매우 위험하기도 합니다.

군대 가면 흔히 'FM대로 하라'는 말을 듣는데, 그 의미를 정확하게 아는 사람은 많지 않은 것 같습니다. FM은 field manual 야전교범의 약자입니다.

로마는 지금의 미국처럼 세워진 순간부터 망할 때까지 수없이 전쟁을 치렀던 나라입니다. 수많은 전쟁을 견디고 이길 수 있었던 것은 천재적인 전략가가 많기도 했지만 전쟁에서 이기든 지든 문제점을 찾고, 같은 문제를 반복하지 않기 위해 야전교범을 만들고, 거기에 맞춰 훈련한 국민성과도 관계가 있습니다. 특별한 이유가 없는 한 원칙에 따르다 보니 장군의 질이 떨어져도, 심지어 장군이 죽고 소수의 병사만 남아도 이기는 군대가 된 것입니다.

의학은 과학을 기반으로 발달하면서, 중간 중간에 수많은 천재들에 의해 만개했습니다. 대가 중심의 의학이 예술로 승화 혹은 개인화 했는지 모릅니다. 하지만 개인화에 따라 수많은 검증되지 않은 치료가 문제가 되어 최근에는 근거중심의학 evidence-based medicine 을 강조합니다. 좁게는 무작위대조시험 randomized controlled trials 등 특정 방법론만을 떠올릴 수도 있지만, 그 정신은 있는 그대로 보면서 가중치를 두고 거기에 근거하여 판단하라는 것이지요. 있는 그대로 판단하고 평가하라. 매우 간단하고 중요한 원칙이지만 안타깝게도 치매에서는 그렇지 않은 것이 너무 많습니다. 특히 치매 환자의 행동증상을 환자의 눈과 마음으로 보지 않고 가족이나, 치료자, 정책입안자의 눈에서 보려는 경향이 너무 많습니다.

이 책을 쓰면서 환자의 눈에서 증상을 이해하려고 노력했습니다. 얼마나 효과가 있는지 모르겠습니다. 에릭 에릭슨 같은 세계적인 석학이 평생 인생발달단계를 연구하고도 말년에 '이 나이가 돼보지 않은 제3자는 정확한 상황을 알 수 없다'고 고백한 것을 보며, 치료자로서 과연 환자를 얼마나 이해할 수가 있을까 의문이 듭니다. 하지만 최소한 제가 하는 임상에서는 눈앞에 있는 환자나 보호자들의 이야기를 많이 들어 주는 것이 곧 근거중심이라고 생각합니다. 치매는 특정 사람만 걸리는 질환이나 증상이 아닙니다. 누구나 그 길을 가거나 그 길 앞에서 쓰러집니다. 인생 여정 중에 대부분 거치는 과정이라고 생각하면 좀 더 따뜻한 시선으로 바라볼 수 있지 않을까요?

마지막으로 젊은 시절에는 무슨 뜻인지 몰랐지만 나이가 들어 가슴에 와 닿았던 헤밍웨이의 소설 『노인과 바다』의 맨 마지막 문장을 인용하며 긴 글을 맺겠습니다. 저는 왠지 이것이 우리 부모님의 모습이고 미래 저의 모습 같다는 생각이 듭니다.

Up the road, in his shack, the old man was sleeping again. He was still sleeping on his face and the boy was sitting by him watching him. The old man was dreaming about the lions. 길 위, 그의 오두막에서 노인은 다시 잠들었다. 그는 엎드려 자고 있었고 소년은 옆에서 그를 보고 있었다. 노인은 사자를 꿈꾸는 중이다.

제1판 제1쇄 2017년 11월 15일
　　제2쇄 2018년 3월 15일

지은이	곽용태
펴낸이	양현덕
기획진행	조성란
디자인	황인순
표지 디자인	곽민주(계원예술학교)
관리·마케팅	임주남
제작처	영림인쇄

펴낸 곳	(주)브레인와이즈
등록번호	제2016 - 000076호
주소	경기도 수지구 광교중앙로 294 엘리치안빌딩 305호, 606호
홈페이지	http://www.brainwise.co.kr
대표전화	031-214-3083
팩스	031-216-3084
전자우편	brainwise@brainwise.co.kr

ISBN　　979-11-958993-2-6 (03510)
ⓒ 곽용태, 2017

정가　　15,000원

이 책은 저작권법에 따라 보호받는 저작물이므로 무단전제와 무단복제를 금하며
책 내용의 전부 또는 일부를 이용하려면 반드시 저작권자와 브레인와이즈의 서면 동의를 받아야 합니다.
잘못된 책은 구입처에서 바꿔드립니다.

이 도서의 국립중앙도서관 출판예정도서목록(CIP)은 서지정보유통지원시스템 홈페이지(http://seoji.nl.go.kr)와 국가자료공동목록시스템(http://www.nl.go.kr/kolisnet)에서 이용하실 수 있습니다.
(CIP제어번호 : CIP2017028511)